Guía fácil de la relajación

Herbert Wagner

Guía fácil de
la relajación

Traducción de Carme Font

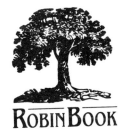

ROBINBOOK

Licencia editorial para Bookspan por
cortesía de Ediciones Robinbook, s.l.

Bookspan
501 Franklin Avenue
Garden City, NY 11530

Título original: *Ayurveda-Entspannung.*

© 1996, Humboldt-Taschenbuchverlag Jacobi, KG. München.
© 1999, Ediciones Robinbook, s. l.
    Apdo. 94085 - 08080 Barcelona.
Diseño cubierta: Regina Richling.
Fotografía: CD Gallery.
ISBN-13: 978-84-7927-401-6

Impreso en U.S.A.- *Printed in U.S.A.*

Introducción

El hombre puede mover el cuerpo y activar su espíritu, y de esta forma relajarse tanto, que también supone una descarga para el alma: ésta es la idea básica del libro de Herbert Wagner. La desarrolla de forma tan sencilla y concreta, aborda de manera tan radical nuestro acostumbrado trato con nosotros mismos, que enseguida llegamos a comprender muchos aspectos de nuestra vida moderna: nuestra negación de los sentimientos, el abuso de nuestros músculos y el sistema nervioso, la negligencia de nuestras necesidades vitales o su alteración. En nuestra sociedad de cadenas de producción y otras diversas formas de represión, el hombre se ha vuelto individualista. Su cuerpo pierde contacto con los lazos familiares o de amistad, y desarrolla una «solidaridad» impersonal con las máquinas, afianzando toda una serie de complejos tanto en su vida íntima como en el trabajo. En una estructura así en la que sólo cuentan las funciones, se olvida que los hombres sienten, y que una sociedad solidaria sólo puede emerger como una suma de todas esas funciones entre sí.

Una sociedad tan impersonal siempre acaba por enfrentar los conceptos de «tiempo libre-sociedad», especialmente en relación al trabajo, razón por la cual el deporte y el culto al cuerpo desempeñan un papel cada vez más importante. La palabra griega *gymnastik* se debería traducir por «hacer ejercicios vitales de gimnasia con el cuerpo desnudo». Traduzcamos esta expresión a nuestra época actual y entendamos «desnudo» como desvestidos de títulos y funciones de la sociedad, de forma que podamos convertir este cuerpo en el centro de una nueva organización y sincronización propias de cada persona. Disponer de espacio y tiempo transforma al hombre en un ser nuevo, lo incluye en ritmos y sucesos humanos y palpitantes, que le proporcionan vivacidad, sensibilidad y sentido de lo que significa ser humano.

Guía fácil de relajación guarda este significado para el autor. En este libro hay algo más que meros ejercicios de relajación aplicables a cada uno de nosotros. Su nuevo sistema de las «Dieciocho contracciones musculares humanas» aspira a desencadenar todo tipo de funciones que ayuden a fortalecer la relación cuerpo-espíritu, y que ésta adquiera más confianza.

El sencillo acto de «soltar» externamente nos reportará notables consecuencias en todo su amplio espectro: desde en nuestros sueños nocturnos y diurnos hasta en el alivio de nuestras pesadillas y angustias. Los recientes y amplios conocimientos científicos convergen aquí con la antigua ciencia del Ayurveda, la medicina antigua india.

He recibido Guía fácil de relajación con el mismo entusiasmo de un lector que busca una nueva orientación, acción y organización para su cuerpo y ser. El libro trata de lo que su propio título indica, pero además nos sitúa de forma tan clara los vínculos elementales existentes entre cuerpo y mente, que las hipotéticas molestias de la rutina de los ejercicios quedan atrás por la fuerza de atracción que ejerce la sencillez de los movimientos en dichos ejercicios. Con el tiempo, semejante trato se recibirá como buen contrapeso a la insistencia del culto al cuerpo y los deportes violentos, una nueva forma de aventura. Le deseo a este libro una amplia difusión, que es la que se merece.

Doctor Rocque Lobo
Escuela Universitaria Estatal de sociopedagogía de Munich

1
Breve historia
del movimiento corporal

En la historia de la humanidad, la evolución en la forma de andar hasta la posición erguida desempeñó un papel decisivo. Con ello el hombre obtuvo una visión más general, en el sentido más literal, un horizonte más amplio. De este modo se desarrolló la corteza cerebral y la capacidad para reflexionar, para meditar. El hombre perfeccionó los movimientos de sus dedos y creó herramientas para poder defenderse mejor y trabajar con menos esfuerzo. Dejemos volar nuestra fantasía. ¿Cómo era la época en la que el hombre se desplazaba siempre a pie? Continuamente tenían lugar circunstancias en las que era necesaria una gran fuerza corporal y mental, por ejemplo durante los períodos glaciales o las catástrofes causadas por las sequías. El miedo a la muerte tenía una referencia directa en las fuerzas de la naturaleza. Intentemos comprender cómo el hombre siguió desarrollando su capacidad de movimiento, de percepción y de actuación. Criaba a los animales que se podían montar: caballos, terneras y elefantes. Las ruedas y los vehículos cambiaron para siempre la forma de moverse. Fue posible asentarse por medio de la agricultura y la ganadería.

Las culturas prósperas crearon el arte a partir del movimiento. En Europa, Platón (400 a. de C.) introdujo la separación entre cuerpo y mente asegurando que el cuerpo debía servir a la mente. El *gymnasion* era un lugar de formación militar preliminar. La estética de los atletas olímpicos era el punto de mira de la vida social griega. En Roma se daba pan y juegos al pueblo y azotes a los esclavos.

Alrededor del año 1200 las jerarquías de la Iglesia católica se alzaron contra esta doctrina.

Pasemos por alto unos cuantos siglos de la larga historia de la humanidad y situémonos en el siglo XIX: las máquinas introducen nuevas formas de movimiento en la vida; por una parte facilitan un gran número de tareas, por otra el hombre debe adaptarse al ritmo de la máquina y al mecanismo del reloj. Los movimientos son cada vez más limitados, las condiciones de vida más monótonas. El proletariado vive en la miseria y la decadencia física de los más pobres crea intranquilidad. En Alemania surge el movimiento obrero y el deporte. Los hombres andan al ritmo del padre del deporte Jahns; no lo ven tan sólo como un deporte, sino también como una formación premilitar. Para los nazis el cuerpo lo es todo, el espíritu no vale nada. El individuo se confunde entre el cuerpo colectivo del pueblo. «Ligeros como los galgos, resistentes como el cuero, duros como el acero de Krupp», así debía ser la juventud alemana (y con ello extremadamente útil para la guerra). En 1935 los nazis crean el «plan de trabajo de gimnasia alemana». La ideología determina la estética de las formas gimnásticas y deportivas.

Volvamos a adelantarnos cincuenta años: la antigua forma militar de cuidar el cuerpo es sustituida por el rápido ritmo del «ponte en forma», el *jogging* y el *fitness*. Kenneth Cooper desarrolla un entrenamiento de resistencia en el ejército del aire de Estados Unidos, al que llama «aeróbic». Influidos por las formas de movimiento orientales nace el «stretching», o estiramientos, una combinación parcial de ejercicios de estiramiento de yoga. La industria del ocio incita al pueblo con sus miles de millones de beneficios. Disciplinas deportivas extremas hasta la acrobacia; «doping» hasta el agotamiento absoluto; los nuevos medios ofrecen diariamente «la emoción llevada a su casa». El hombre ya no descansa ni en su tiempo libre.

Poco a poco está surgiendo una tendencia a la inversa, ya que se ha comprobado que el hombre se encuentra desbordado por esta fustigación progresiva. «Menos es más», es la nueva divisa; se buscan los períodos de descanso creativos.

2
Principios básicos
de la relajación Ayurveda

La relajación Ayurveda se basa en el principio de la globalidad. La antigua medicina india se llama Ayurveda, porque en el centro se encuentra el *ayus,* que une los principios vitales contradictorios: por ejemplo el sol y la luna en la naturaleza, o la actividad y la pasividad en el hombre, la aproximación y el alejamiento, el acto de sujetar y el de relajar. El acto de soltarse, externa e internamente, es uno de los principios básicos de la relajación y se realiza en todos los ejercicios de este libro. En los capítulos 4 y 6 hablaré más detenidamente sobre otros principios vitales. El sistema de las dieciocho contracciones musculares que he desarrollado en este libro, proporciona una nueva visión de la relación entre el cuerpo y el espíritu. Las contracciones musculares son las zonas especiales del cuerpo humano a las que nos agarramos o de las que nos sujetamos innecesariamente de forma consciente o inconsciente tanto en el aspecto físico como en el espiritual. No se trata tan sólo de los tendones, que se adaptan a una proporción individual de tensión/relajación en relación a nuestros reflejos y que puede contrarrestarse a partir de su percepción. No se trata tan sólo de músculos o tendones en particular, sino zonas psicosomáticas en el sentido de que en ellas coincide nuestro comportamiento físico con nuestra actitud mental. Las contracciones musculares se transmiten por medio de sentimientos más o menos fuertes de tensión y relajación, cómo es nuestro comportamiento global, a corto o largo plazo, en relación con las circunstancias de nuestra vida. Si somos capaces de soltarnos, externa e internamente, percibimos un sentimiento de globalidad, de existencia viva, palpitante, y el cuerpo y el espíritu se regeneran por sí solos.

«Relajación» puede confundirse fácilmente con pereza, lasitud y falta de empuje, pero en realidad es todo lo contrario: las verdaderas fases creativas son los períodos de descanso. Nuestro cerebro necesita tiempo para procesar correctamente todas las impresiones que recibe, sólo así puede que «se haga la luz» en nuestro cerebro o que recibamos una «chispa de ingenio».

Por poner un ejemplo, se dice que a Einstein se le ocurrió su innovadora teoría de la relatividad cuando viajaba en el tranvía. Los más astutos ejecutivos se han dado cuenta de que puede ser altamente beneficioso que sus científicos tengan tiempo para «jugar». Deberíamos desarrollar nuestro propio programa de aprendizaje, para relajarnos en el momento adecuado y dejar que aumenten las fases de descanso creativas. Esto no se consigue de la noche a la mañana; para lograr un espacio libre y tomar un respiro uno tiene que entrenarse. A lo largo de este libro, podrá aprender algo sobre nuevas posibilidades de movimiento, sobre la combinación entre el aspecto externo y la actitud interior. Tras un largo entrenamiento tendrá acceso a las delicadas funciones internas de los vasos sanguíneos, los nervios, la regulación de la temperatura, la digestión, etc. Podrá registrar las más pequeñas tensiones y los más delicados procesos respiratorios y circulatorios, así como percibir la relación entre cuerpo y espíritu. Aprenderá a relajar las zonas a las que se aferra innecesariamente o en las que se apoya más tiempo de lo debido. Aprenderá incluso a evitar realizar esfuerzos innecesarios al agarrarse; con ello se reduce el estrés. A menudo reaccionamos a las percepciones de nuestros sentidos de forma refleja e inconsciente. En nuestro comportamiento reprimimos nuestros reflejos humanos, muchas veces a causa de las normas sociales. Si usted no puede dar rienda suelta a dichos reflejos, éstos quedan estancados subliminalmente. Sirva un ejemplo para ilustrarlo: cuando alguien lleva una carga pesada durante mucho tiempo, forzosamente se crean tensiones; la zona de los hombros o la espalda se endurece. Pero también las cargas emocionales permanentes (por ejemplo, sentir el miedo en la «nuca») se manifiestan como si lleváramos un peso físico. Las contracciones conscientes son claras y directas, se nota por ejemplo la contracción o sujeción de los dedos hasta el antebrazo. Las inconscientes no son claras, están supeditadas. En un ambiente cargado se puede desarrollar por ejemplo una contracción muy oculta en la zona de los dedos/el antebrazo, de forma que se siente realmente rigidez en la muñeca. Las tensiones externas pueden reflejarse internamente por ejemplo en la respiración o en la circulación, hasta llegar al sistema digestivo. El nuevo sistema de las «dieciocho contracciones musculares» es el resultado de mi trabajo de 35 años con técnicas corporales-espirituales orientales y occidentales. La observación de la vida a través de diferentes zonas es muy antigua. En la India surgió el conocimiento de las 107 marmas, las llamadas zonas de la muerte, a causa de la experiencia de la guerra, en la que el hombre se veía amenazado de forma directa por los tiros de las flechas o las lanzas hace miles de años. En Corea ocuparon un puesto destacado durante algún tiempo después los dieciséis kupsos, las llamadas zonas de ataque, a través de las perfeccionadas artes marciales con el puño (Tae) y el pie (Kwon). En la Europa actual la forma de discutir se ha vuelto indirecta, se reacciona más con palabras y papeles que con el puño. El modo de comportarse influye en el tipo de reflejos, que a su vez inciden en nuestro comportamiento en general. Los reflejos reprimidos causan un estancamiento de energía, el hombre se siente bloqueado y tiene que desahogarse de otra forma. Esto supone a su vez un esfuerzo innecesario. Todo esto se tiene en cuenta en las «dieciocho contracciones musculares» o en los ejercicios individuales y el desarrollo de los ejercicios seleccionados para este libro. Durante los ejercicios se analizan las manifestaciones externas y el rendimiento. El papel principal lo desempeñan las emociones relacionadas con las percepciones sensoriales y los reflejos que éstas provocan. También se ha creado una lista que va desde los movimientos más simples a los procesos más profundos, como por ejemplo liberarse de las pesadillas. A través de ejercicios físico-espirituales sencillos pero muy precisos se tomará conciencia de cada «contracción muscular». Según la situación pueden dejarse las contracciones innecesarias a corto o largo plazo. Con ello se libera energía; se puede respirar profundamente y controlar la vida propia con fuerzas renovadas. Si no se obstaculiza el proceso de sujetar y soltar, de actividad y pasividad, la vida transcurre de una forma óptima.

Pero ¿cómo se puede sujetar y soltar? ¿Quizá siguiendo el lema «Vamos a ponernos manos a la obra» favorecemos la relajación? Indudablemente no es tan sencillo. El producto interior bruto debe potenciarse también durante el tiempo libre, de lo contrario se derrumban las estructuras económicas. Cuanto más estresado esté el hombre, mayor será el «boom» de la industria del ocio. ¿Nos salen así las cuentas? Las últimas investigaciones sobre la salud son preocupantes: si el estrés del mundo del trabajo se traslada también al «tiempo libre», esto tiene consecuencias nocivas para la salud. El movimiento excesivo nos hace enfermar, no sólo en el deporte de competición. «Los penosos esfuerzos por estar sanos no nos dejan alcanzar la meta», publicó la revista científica *GEO Wissen* en mayo de 1994. Se informaba de que, al menos en las personas que no tienen una buena condición física, los grandes esfuerzos liberaban «miles de radicales libres», es decir, una gran cantidad de átomos agresivos. Éstos dañan los tejidos corporales. Asimismo el riesgo de infarto de miocardio aumenta al realizar grandes esfuerzos. Es decir, que la divisa de «haz *jogging* para mantenerte sano» no tiene por qué ser cierta, la compañía de seguros de nuestra vida puede que sea quien se quede con el dinero. Por ello se ha vuelto otra vez actual el dicho de «moderada, pero regularmente»; reconocer los propios límites del cuerpo y aceptarlos es sano. Pero ¿cómo vamos a reconocer estos límites en un mundo en el que la velocidad de los ordenadores supera nuestra capacidad de estar en forma? Estrés es sinónimo de circunstancias agravantes de tensión y presión que registramos en las «contracciones musculares». La toma de conciencia de las zonas a las que nos aferramos demasiado inconscientemente puede romper el círculo vicioso de estrés en el trabajo y en el tiempo libre. Podemos reforzar nuestros períodos de descanso; éstos son, como ya hemos dicho, los verdaderos períodos creativos del hombre. El niño crece entre sueños y «el Señor se da a conocer a los suyos durante el sueño». ¿Deberíamos entonces tirar todos la toalla y no hacer nada? No, por Dios. En vez de eso, el cambio rítmico y libre de actividad a pasividad y viceversa debería ser la solución para el estresado. La combinación de diferentes disciplinas y métodos ha logrado enormes avances en los últimos años. Algunas personalidades famosas, como mi profesor, el doctor Lobo de la Staatliche Fachhochschule München, la Escuela Universitaria Estatal de Munich, trabajan en ello desde hace años a nivel universitario. Precisamente la unión de antiguas disciplinas como el yoga y el Ayurveda con los resultados de la moderna investigación occidental sobre el sueño nos ofrece la posibilidad de abrir nuevos caminos. En este libro también se incluyen ejercicios intensivos de judo, yoga, tai-chi-chuan y taekwondo por una parte, y el entrenamiento autógeno, el circuito de campos y la simple gimnasia por otra. De este modo sencillo y comprensible se pretende abarcar los intereses de todas las personas que valoran en gran medida su equilibrio físico y mental.

3

Las dieciocho contracciones musculares del hombre

En este libro se pretende conseguir un intercambio selectivo entre el acto de sujetar y el de relajar. Se hace hincapié en el acto de «soltar», ya que se debe conseguir una auténtica compensación a la estresante vida cotidiana. Un nivel de carga correcto permite percibir sentimientos de fuerza y vitalidad de la cabeza a los pies. Una sobrecarga se manifiesta con malestar, debilidad o dolores. Las contracciones o sujeciones externas influyen en lo interno y viceversa; los procesos internos se exteriorizan. Nuestros sentimientos son el lenguaje corporal que debe ser decodificado. Nuestra actitud interior, nuestra opinión, nuestros deseos y miedos se expresan mediante las contracciones musculares. Antes de observar con más detenimiento las dieciocho contracciones del hombre, realice un pequeño test. ¿Cómo reacciona usted cuando quiere conseguir algo?

Ejercicio «reflejos de las manos»

Coja una pequeña pelota de tenis o algo similar. Intente soltarla y volver a cogerla enseguida. Repita el ejercicio hasta conseguir realizarlo sin fallos.

«Soltar» significa comprender la relación entre actividad y pasividad, tensión y relajación, según la situación correspondiente.

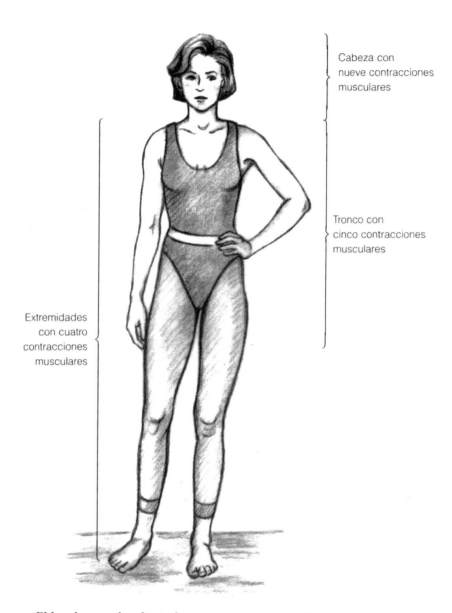

Cabeza con
nueve contracciones
musculares

Tronco con
cinco contracciones
musculares

Extremidades
con cuatro
contracciones
musculares

El hombre con las dieciocho contracciones musculares

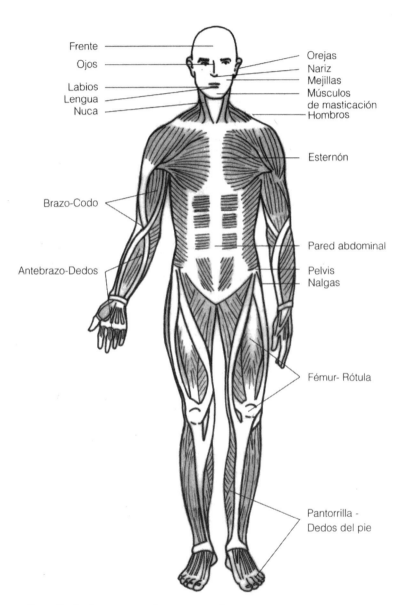

Frente
Ojos
Labios
Lengua
Nuca

Orejas
Nariz
Mejillas
Músculos
de masticación
Hombros

Esternón

Brazo-Codo

Pared abdominal

Antebrazo-Dedos

Pelvis
Nalgas

Fémur- Rótula

Pantorrilla -
Dedos del pie

Las dieciocho contracciones musculares

21

La interacción entre las condiciones de presión externas e internas funciona por una parte por medio de la tensión de los músculos y los tendones, y por otra por medio de la reacción de los vasos sanguíneos que éstos alojan. Es interesante el hecho de que el rendimiento esté directamente relacionado con la actividad de los músculos y los tendones, y el descanso con los procesos en los vasos sanguíneos. Nuestros vasos sanguíneos reaccionan antes de que nuestros músculos y tendones intervengan. Por ejemplo, una respiración superficial, una estrechez en el tórax o un «decaimiento» en la zona abdominal nos indica que algo en nosotros o de nuestro entorno no marcha bien.

La cabeza con nueve contracciones musculares

Es importante que la relajación Ayurveda no se realice con la «cabeza cargada», es decir, sin dar vueltas continuamente a algo o «romperse la cabeza» pensando. No obstante, los ejercicios individuales comienzan en las zonas de la cabeza. (Aunque si así lo prefiere puede empezar por otros ejercicios.)

Las sensaciones que tenemos en la cabeza son manifestaciones de procesos externos e internos. En la cabeza se localizan los sentidos. A través de los ojos, los oídos, la nariz, la boca y el cutis, el hombre recibe las impresiones de lo que le rodea. Una contracción en la cabeza puede significar que la persona se aferra demasiado a sus ideas y convicciones, lo que le hace estar bajo presión. Los bloqueos e inhibiciones del pensamiento pueden eliminarse por medio de la liberación interna. El dolor de cabeza es la respuesta del aparato circulatorio y del líquido cefalorraquídeo al exceso de impresiones.

Pero la presión o la tensión también pueden surgir a causa de reacciones emocionales. La descarga corporal conlleva la descarga emocional y viceversa; para conocer esta interacción detalladamente es necesario tomar conciencia primero de las contracciones musculares.

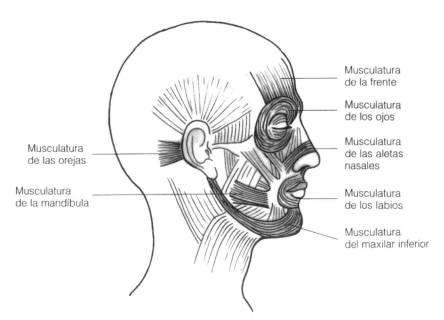

Musculatura
de la frente

Musculatura
de los ojos

Musculatura
de las aletas
nasales

Musculatura
de los labios

Musculatura
del maxilar inferior

Musculatura
de las orejas

Musculatura
de la mandíbula

Principales músculos de la zona de la cabeza

Le rogamos que al principio realice los ejercicios en la zona de la cabeza tan sólo durante uno o dos minutos; dichos ejercicios causan un profundo efecto.

Ejercicio de «sorprenderse»

Intente relajar por completo los músculos de toda la cara, en especial los del maxilar inferior. Abra la boca con gesto de sorpresa. Al espirar afloje las pequeñas zonas que note contraídas.

Puede que haya aprendido como adulto a sorprenderse erróneamente; esto puede volver a aprenderse y es una habilidad importante para acceder a las tensiones inconscientes.

23

La frente/las cejas

No se pueden mover ambas zonas por separado. Si se levanta la frente, las cejas se levantan también y viceversa. La contracción de la frente y la de las cejas tienen, no obstante, significados diferentes, por ejemplo el esfuerzo se realiza con la frente y el escepticismo con las cejas. Detrás de ellas se esconde un pensamiento completamente distinto. La contracción no debe convertirse en crónica; se puede ejercitar la liberación interna.

Ejercicio de «arrugar la frente»

Levante y baje la frente varias veces al día, sin horario fijo, sin forzarla; a continuación cierre los ojos, relaje la frente y las cejas completamente. Respire tranquila y pausadamente. Se diferencia entre un sentimiento de relajación, de amplitud o de vitalidad palpable en el centro de la frente de otras sensaciones como estrechez de miras, nebulosidad, encogimiento, confusión. Tómese suficiente tiempo para cada ejercicio. Deje que fluyan sus pensamientos y tome nota de qué significado tiene la frente para usted.

¿Qué denota la posición de las cejas? Expresiones como «tener cara», «romperse la cabeza», etc. se refieren a la interacción entre lo físico y lo mental. Piense en qué expresiones están relacionadas con qué partes del cuerpo. Por favor, no se rompa ahora la cabeza; el proceso de aprendizaje en este libro es algo diferente a lo habitual. Tiene que acostumbrarse. Una frente agradablemente fresca es una señal de equilibrio interior.

Los músculos oculares

Todo nuestro comportamiento visual se desarrolla en la zona de los ojos. Las frases hechas a menudo expresan grandes verdades. Expresiones como: «Es corto de vista» o «Es de amplias miras» revelan profundas verdades. Se puede estar completamente relajado o notar tensiones de distinta intensidad. El grado de tensión va desde un ligero esfuerzo a la sensación de estar forzando. Se trata de la interacción entre las presiones externas y la tensión interna, por la que se manifiesta esta contracción muscular. La presión psíquica puede hacerse notar incluso en la zona interna del ojo, en el líquido ocular. El estrés suele ser una causa de tensión en los ojos. A menudo es necesaria una mirada perspicaz. Una mirada relajada o una cara sosegada son buenos antídotos contra el estrés.

Ejercicio «persianas en los ojos»

Sentado o tumbado, observar la sensación en los ojos y los músculos oculares, primero con los ojos abiertos. Después abrir completamente los ojos y cerrarlos con fuerza, haciendo pausas, varias veces seguidas. De vez en cuando bostezar con fuerza, eso humedece los ojos. Finalmente observar con los ojos primero abiertos, después entrecerrados y por último cerrados, cómo éstos se relajan. Quizá sea necesario realizar el ejercicio durante un largo rato hasta que se perciba un sentimiento de frescura, tranquilidad y relajación en dichas zonas.

Las orejas

Para realizar un análisis completo, se debe mencionar la contracción muscular en las orejas. No es habitual, pero es posible que una persona no sólo pueda mover las orejas hacia adelante y hacia atrás, sino que además se apodere de ella en ese lugar una contracción constante. La consecuencia es catastrófica; en un breve plazo de tiempo se crea a raíz de ello una enorme rigidez en la cabeza, en los ojos, en la forma de verlo todo. Por esto pueden surgir por ejemplo dolores de cabeza.

En este caso se impone urgentemente realizar ejercicios para «soltarse», lo cual es posible mediante un buen asesoramiento.

Las aletas nasales

Cuando una persona se siente «libre», las aletas nasales están blandas y relajadas. Además del estrés, en las zonas de los ojos, la nariz y la boca se manifiestan también otras tensiones como por ejemplo la ira, el ánimo de atacar, la arrogancia, la distancia, etc. En este caso se da una relación directa con nuestros procesos respiratorios inconscientes.

Ejercicio «aletas nasales»

Siéntese cómodamente. Observe en primer lugar la sensación momentánea en su cara, con algo de práctica puede distinguir las zonas de las aletas nasales, los músculos de la mandíbula y los labios. Intente relajar toda la cara e hinchar las aletas nasales hacia afuera: tensarlas brevemente y relajarlas de nuevo. Repita el ejercicio varias veces. Para finalizar vuelva a relajarse y distinga la sensación en la cara. Después puede arrugar la nariz; observe las diferentes sensaciones.

Los ejercicios de respiración refuerzan la sensación de relajación interior. Quien desarrolla su sensibilidad en la nariz puede sentir cómo la corriente de aire cambia de una parte a otra a lo largo del día. A través de la diferenciación de sensaciones de temperatura y calidad de respiración, la nariz se convierte en un exacto barómetro del estado de ánimo. (Véase el capítulo 5, Sol/Luna.)

Los músculos de la mandíbula

El movimiento mecánico de los músculos de la mandíbula es prácticamente el mismo cuando uno se ríe sinceramente o cuando se sonríe artificial o irónicamente. Sin embargo, el sentimiento es completamente distinto. Muchas personas se han adaptado tanto a su entorno que su cara se ha convertido en una auténtica máscara; se ha perdido la autenticidad. No obstante, se puede aprender a volver a mirarse correctamente el rostro.

Ejercicio «espejito, espejito mágico»

Delante de un espejo puede intentar relajar los músculos poco a poco cada vez que espira. Si deja la mirada fija durante un tiempo, el rostro se ve «borroso». Se notan pequeñas contracciones constantes; ésa es la expresión facial relacionada con su estado de ánimo momentáneo. Acepte esa expresión como si fuera una fotografía instantánea.

Ejercicio «mímica»

En primer lugar vuelva a relajar el rostro por completo. Después intente contraer sólo los músculos de la mandíbula, manténgalos contraídos un rato y luego déjelos sueltos de golpe.

Realice primero movimientos suaves, después más bruscos, varias veces, con descansos. Al final quédese observándose completamente relajado; la sensación en su rostro ahora será diferente. Si realiza ejercicios de mímica con algo de imaginación, poco a poco se notará más vital. La contracción artificial de la cara desaparece con el tiempo, y la presión interna disminuye.

Los labios

La musculatura de los labios marca de forma decisiva la mitad inferior de nuestro rostro. No es posible que el rostro tenga un aspecto sosegado si la musculatura de los labios no está relajada. Ésta crea nuestra mímica, desde la expresión de simpatía hasta la de rígida máscara. Durante todos los ejercicios de relajación, observe la zona de la boca en relación con la lengua.

Ejercicio «dar palmas con los labios»

Relaje primero los labios y la lengua. Intente después realizar mínimos movimientos. Abra y cierre entonces la boca lentamente, de forma que los labios se rocen suavemente. Realice el movimiento muy lentamente al principio.

Observaciones: si mueve los labios más rápido y permanecen blandos, al separarlos se oye un sonido agudo, y al cerrarlos se oye un sonido grave, los labios «dan palmas».

Resultado final: observe las situaciones en las que aprieta los labios; si relaja el maxilar inferior y los labios vuelven a estar blandos, notará una descarga emocional.

La lengua

«Diga "ah"», dice el médico y se refiere a que abra la boca todo lo que pueda y saque la lengua. Si observamos atentamente las tensiones en la cabeza, veremos que rara vez se sujeta una zona sola. Los labios, la lengua y los dientes se corresponden a menudo como si estuvieran hablando unos con otros. La lengua es una zona con vida propia. Se mueve generalmente no sólo cuando hablamos y comemos, sino también cuando mantenemos conversaciones con nosotros mismos. En estado de

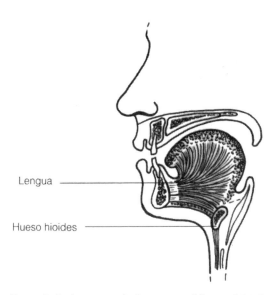

Zona de la boca con la lengua y el hueso hioides

Lengua

Hueso hioides

relajación también tendría que quedarse la lengua en estado de reposo, en ese caso se queda inmóvil y relajada sobre el maxilar inferior.

Ejercicio «girar la lengua»

Mueva la lengua con la boca abierta. Estire y contraiga la lengua intermitentemente. Si se sienta delante de un espejo, podrá seguir los movimientos con mayor exactitud. Juegue con la lengua de un lado a otro. Por último intente enrollar la lengua hacia atrás y permanezca en esa posición durante un tiempo, pero sin forzarla, dejándola suelta, sólo durante algunos segundos; a continuación vuelva a relajarla. La lengua debe quedarse blanda.

Observaciones: con el tiempo sentirá toda la zona de forma más consciente (el paladar, la garganta, la lengua, el cuello). La relación entre la intranquilidad exterior y la interior se hace patente y con ello se puede desmontar una contracción latente. El objetivo de todos los ejercicios es conseguir una cabeza serena con labios blandos y lengua suelta.

Atención: bajo ninguna circunstancia debe realizar los ejercicios de forma obstinada o forzada, ya que entonces se causaría un estrés interior provocado por usted mismo. Con algo de paciencia se logran mejores soluciones. Resultado final: en un estado ideal nuestro diálogo interior se calma.

Los músculos de la masticación

Imagínese que es dentista y observe sus dientes en el espejo. Para alimentarse, el hombre tiene que morder y tragar. A menudo mordemos inconscientemente pero sin comer, por ejemplo cuando tenemos un problema. Una contracción duradera e inconsciente en los músculos de masticación causa problemas adicionales a nuestra dentadura y en nuestro ánimo; por medio de la relajación podemos destruir la presión interna. De forma parecida a lo que ocurre con la lengua, aquí se manifiesta la interacción entre la tensión exterior y la interior. Cuando alguien se encuentra constantemente bajo presión, tiene el típico gesto de *cowboy*, con los huesos de la mandíbula hacia afuera. Los reflejos ancestrales se encuentran profundamente arraigados en nuestro inconsciente. Los hombres civilizados a veces apretamos los dientes en vez de atacar. Cuando tenemos que abrirnos paso «a mordiscos», es importante que seamos conscientes de ello, para que podamos resolver el problema aunque sea a largo plazo. Si es sensible y detecta pequeñas contracciones (con frecuencia inconscientes) en esta zona, conocerá las situaciones cotidianas en las que a menudo no puede defenderse directamente. Con mucha práctica e imaginación encontrará una solución.

La nuca

La contracción muscular en la nuca determina la postura de la cabeza. Cuando no está cargada, la nuca nos transmite una sensación de estabilidad y la cabeza de ligereza y frescura. Una desagradable sensación de presión en la cabeza es señal de sobrecarga. La postura de la cabeza influye en los vasos sanguíneos y con ello en la presión arterial; la descarga nos supone unos importantes períodos de descanso creativo. (Para más información sobre este tema véase los últimos capítulos.) Ahora es importante comprender cómo está relacionada la postura de la cabeza con la postura exterior y el estado de ánimo interno. Dicho de una forma simplificada, usted se encuentra activo con la cabeza alta y los ojos abiertos. Por ello, con la cabeza gacha y los ojos cerrados no debería realizar grandes esfuerzos, ya que el cerebro se encuentra en estado de relajación. Dependiendo de la postura de la cabeza, la sangre circula en mayor cantidad por las diferentes regiones del cerebro, lo cual tiene consecuencias decisivas en nuestro medio interno, nuestra actitud (activa o pasiva). La manifestación externa puede confundir; por ejemplo una cabeza gacha puede indicar estados de ánimo muy diferentes: meditación o cansancio, derrota o humillación, precaución o acecho. Del mismo modo la cabeza alta puede ser la manifestación de una actitud interna de miedo, de intención de ataque, de soberbia o de atención. Se puede aprender a controlar la postura de la cabeza teniendo en cuenta una postura general y la situación del momento. Un comportamiento obstinado nos crea tensión interior, la vida se bloquea, el alma sufre.

Ejercicio «relajamiento de la cabeza»

Es importante sentarse con la espalda recta pero no forzada; practique al principio sólo durante uno o dos minutos. Observe primero tranquilamente la postura de la cabeza y la respiración. Comience a inspirar muy lentamente y levante la cabeza mientras expulsa el aire. Es como si asintiera a cámara lenta; la velocidad depende de la respiración. En el caso de cortos intervalos de respiración el movimiento de la cabeza será reducido; en el caso de una respiración más profunda, el movimiento correspondiente es mayor. Realice este ejercicio en completo silencio durante unos minutos; debería invadirle una sensación de tranquilidad muy agradable en la cabeza y el cuello. Tras un descanso puede practicar el movimiento de negación. Al inspirar, la cabeza se mueve hacia un lado, al espirar se mueve hacia el centro, al volver a inspirar hacia el otro lado, etc. Una tercera posibilidad es el movimiento de «sí, pero no». La cabeza se mueve como una campana hacia uno y otro lado. Este ejercicio es el más difícil y requiere algún tiempo hasta que se consigue realizarlo correctamente.

Si se practican estos ejercicios durante largo tiempo, causan un profundo efecto; existe una interacción entre el movimiento de la cabeza y la expresión de las opiniones, y entre la postura exterior y la actitud interior. (Véase también el capítulo 5.)

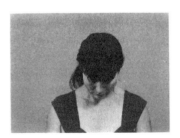
«Sí»

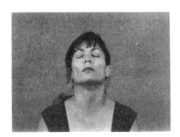
«Sí»

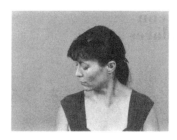

«No»

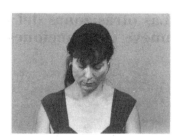

«No»

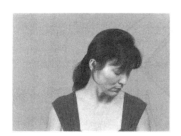

«No»

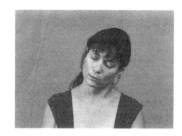

«Sí, pero no»

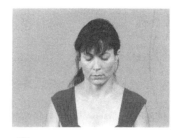

«Sí, pero no»

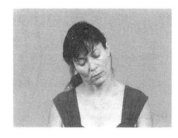

«Sí, pero no»

Las otras zonas del cuerpo con nueve contracciones musculares

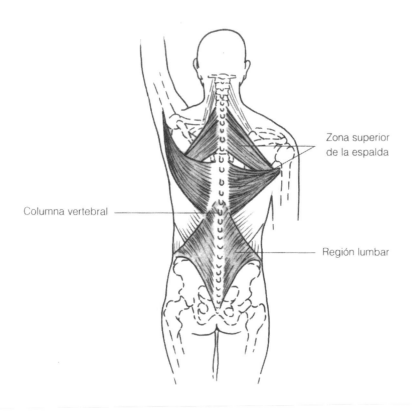

Zona superior
de la espalda

Columna vertebral

Región lumbar

Columna vertebral con la parte superior de la espalda
y la zona lumbar

La zona de los hombros

La postura de la cabeza influye en nuestras sensaciones en el cuello, la nuca y la zona de los hombros. En dichas zonas se hace especialmente patente la manifestación de nuestras opiniones. Del mismo modo se manifiesta todo lo que nos «cargamos» física y psíquicamente. De nuevo se trata de tomar conciencia de cada zona. Intente practicar para ello el ejercicio «espiral de los hombros». Si practica a distintas velocidades encontrará su propio ritmo y las tensiones se reducirán. La zona de los hombros es la que lleva la carga tanto física como espiritual. La postura exterior de encogerse de hombros puede tener varios significados, por ejemplo, el hombre lleva una pesada carga, se somete, se retira, etc. Es útil para nuestros ejercicios entender las correspondencias anatómicas. Así se entenderá mejor cómo actúa la actitud exterior sobre el interior y cómo se exterioriza la actitud interior. Las zonas del cuello, los hombros y los músculos trapezoidales componen la parte superior de la espalda, a diferencia de la región lumbar, la zona inferior de la espina dorsal. Los huesos forman el esqueleto, los músculos el apuntalamiento, la columna vertebral la línea central; todo está sujeto a ella como si fuera una vara con vida. Todos los ejercicios mencionados sirven de descarga a ambos niveles.

El tórax y el esternón

Precisamente el esternón cumple importantes funciones tanto en la postura general cuando estamos sentados o de pie, como para proteger los órganos vitales. Los pueblos primitivos suponían que el lugar donde se encontraba el alma era detrás del esternón o el plexo solar. De cualquier forma, el hombre percibe las pequeñas señales de su corazón con alegría y sufrimiento. El corazón late más rápido cuando la persona se alegra y siente que se le cae a los pies cuando tiene miedo por algo. Sabemos que se nos acaba la tranquilidad cuando «el aire está enrarecido». Las más modernas investigaciones han descubierto que la forma en que late el corazón tiene algo que ver con la naturaleza de nuestros sueños. La postura del tórax es,

Tórax

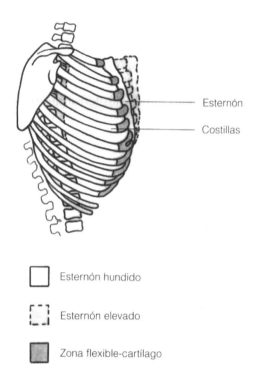

Esternón

Costillas

☐ Esternón hundido

⌐¬ Esternón elevado
⌐¬

■ Zona flexible-cartílago

por una parte, la expresión del comportamiento global aprendido, y por otra, una forma de manifestar nuestro estado de ánimo. La postura exterior vuelve a ocupar un segundo plano; el sentimiento nos indica si nos vemos libres o estamos abatidos.

Ejercicio «abrir el tórax»

Siéntese cómodamente; coloque las manos en la espalda, mueva el esternón hacia adelante al inspirar, y hacia atrás al expulsar el aire. El cuello debe quedar suelto, de forma que la cabeza se mueva también por sí sola. La cara debe estar completamente relajada. Al cabo de unos minutos se nota cómo «se abre el tórax».

La postura de nuestro tórax influye en los procesos internos de respiración y circulación sanguínea. Debido a la carga física o espiritual nuestro esternón se debilita, nos «partimos por la mitad». Esto, a su vez, tiene un efecto negativo sobre los procesos internos; puede crearse un círculo vicioso (depresión). «Soltarse» significa en este contexto no dejarse llevar ni comportarse de forma hiperactiva, sino aceptar los propios estados de ánimo en primer lugar, racionalizar las causas y después poner los medios adecuados para impulsar un cambio.

La pared abdominal

La pared abdominal es una parte muy interesante en lo que se refiere a la actitud exterior e interior. Nuestra estimada barriga ha sido muy despreciada, pero sólo en los últimos tiempos, porque en la época de Rubens el prototipo de belleza femenina era muy distinto. El ideal de hoy en día, constantemente divulgado a través de revistas y programas de televisión, se está convirtiendo poco a poco en un problema de salud. El rechazo de la comida hasta llegar a la anorexia nerviosa puede adoptar formas muy peligrosas y se está generalizando. ¿Cuál es su actitud al respecto? Yo propongo que acabemos con esta locura por la delgadez, tengamos una pared abdominal estable. Existen varios motivos: en primer lugar, la pared abdominal cumple una importante función protectora de los vasos sanguíneos y los órganos internos. En segundo lugar, tensando la pared abdominal se pueden movilizar rápidamente las reservas de sangre; esto es importante cuando se hace necesario «actuar». Por último, la pared abdominal es el «jugador contrario» que compensa los músculos de la región lumbar, es decir, que una pared abdominal estable refuerza nuestra postura al sentarnos.

Ejercicio «el barco»

Es muy sencillo. Siéntese sobre una manta y levante los brazos y las piernas a la misma altura. Si le resulta demasiado difícil puede apoyar las manos o incluso los antebrazos.

Atención: «soltarse» significa aquí la habilidad de mantener relajado el rostro durante el ejercicio (la frente, los ojos, la lengua, el maxilar inferior). En la zona de la pared abdominal se exteriorizan pequeñas señales relativas a la respiración y la circulación de la sangre. Con este tipo de ejercicios y con respiración abdominal se desarrolla una especial sensibilidad a percibirlo.

La pelvis y el sacro

El grado de actividad o pasividad de nuestra actitud general depende de la postura alternativa de nuestra pelvis. La pelvis no debería estar ni demasiado tensa ni demasiado relajada. Hay más posibilidades en nuestro comportamiento, como la expresión de nuestra actitud interior, que pueden modificarse.

Por ejemplo, la «postura de general» es la manifestación de una estrategia de perseverancia, la «postura de punk» es una manifestación de rechazo.

Las dificultades para realizar ciertos movimientos durante los ejercicios indican que nos empeñamos en una postura básica. Todo el mundo suele obstinarse en mantener su actitud básica interior, «adaptada». Mediante la modificación de la actitud interior se consigue una libertad de movimientos. Pero la ampliación de la propia libertad de movimientos en la vida no se consigue simplemente desarrollando las posibilidades físicas de movimiento. Es necesario conocer la relación entre la postura física y la actitud mental. Las formas en el comportamiento arraigadas pueden encontrar otros caminos. La cuestión es cómo

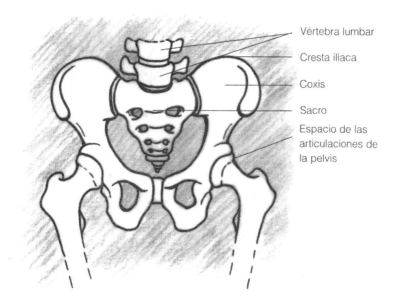

Vértebra lumbar

Cresta ilíaca

Coxis

Sacro

Espacio de las articulaciones de la pelvis

reaccionamos en las distintas situaciones y si dichas reacciones corresponden realmente a nuestra evolución en la vida.

Ejercicio «juego de pelvis»

Mueva la pelvis jugueteando hacia uno y otro lado. Intente también doblar lateralmente la articulación de la pelvis, fíjese en doblar exactamente la articulación y no la cadera. (Ésta es además la única zona del cuerpo que se puede doblar.) Combine entonces una inclinación de la pelvis con un ligero movimiento hacia adelante. Tenga cuidado de doblar por la articulación de la pelvis y no bajo el arco costal. Si nota un ligero y agradable estiramiento en el sacro y/o en la región lumbar de la columna vertebral, toda la zona se descarga. Permanezca así uno o dos minutos. Combine las diferentes posibilidades de posturas de la pelvis y el sacro para encontrar el estiramiento óptimo. Observe atentamente la diferencia en el efecto que causa por ejemplo realizar el ejercicio con los muslos contraí-

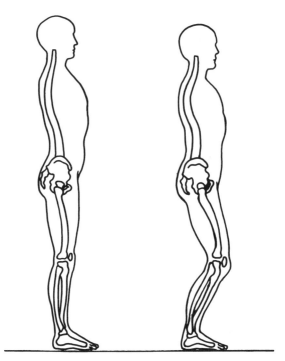

«Postura de general» y «postura de punk»

dos o relajados. Deje volar tranquilamente la imaginación durante los movimientos. Por ejemplo, la práctica de la danza del vientre inspira numerosos movimientos de pelvis.

Las nalgas

Son nuestras «asentaderas», nuestro «trasero»: toda una serie de bonitas palabras cariñosas y expresiones vulgares describen la combinación de los músculos superiores e inferiores de las nalgas. Al realizar los siguientes ejercicios se toma conciencia de las interrelaciones psicosomáticas. La actitud interior vuelve a manifestarse físicamente: con los músculos superiores se consigue un «porte marcial», con los inferiores una «pose forzada». Es un verdadero arte desarrollar una sensación diferenciada en cada músculo; concédase la realización de los ejercicios de estabilización del capítulo 4. La firmeza en las nalgas, en combinación con una sensación de sostén, relajando todas las otras zonas, causa una sensación de estabilidad y sosiego interior. Soportar y aguantar en las situaciones difíciles es necesario en la vida. Deje volar también ahora su imaginación en relación con las formas de hablar. Nuestros ejercicios sirven para impulsar el cambio.

El codo y la parte superior del brazo

Tenemos un gran número de contracciones en nuestras extremidades. En la cabeza se localizan los sentidos, en el tronco se encuentran nuestros órganos internos, las extremidades protegen la cabeza y el tronco. Soportamos la carga en la zona de los hombros y la espalda, y nos defendemos con los codos. Por una parte necesitamos grandes tendones y duros huesos para poder utilizar correctamente los codos, por otra necesitamos un «estado de ánimo» adecuado. Quien utiliza demasiado sus codos en la sociedad, se busca enemigos. Quien no es capaz de utilizar los codos, es arrinconado. En la técnica de las artes marciales se aprende a utilizar el cuerpo correctamente para defenderse. Los ejercicios de este libro son útiles en otros aspectos; cuanto más consciente se sea, mayor seguridad se crea. Los esfuerzos innecesarios provocados por una sobrerreacción se eliminan. La capacidad de tomar aire es muy importante en este sentido.

Ejercicio «tomar aire»

Permanezca de pie, y adapte el movimiento a la respiración: durante la expulsión del aire mueva los codos hacia afuera, durante la inspiración hacia adentro. Tenga en cuenta que los codos deben moverse lateralmente, no hacia atrás. Imagínese entonces un ataque por ambos lados y realice el movimiento va-

rias veces una tras otra con mayor contundencia. Observe con detenimiento cómo puede utilizar los codos: ¿puede golpear con fuerza o sólo débilmente? Tras practicarlo repetidamente se dará cuenta de la relación con lo psíquico. ¿Es usted «débil de pecho»? No hay que preocuparse: si practica durante bastante tiempo (meses), este movimiento corporal reforzará la parte psíquica, y conseguirá tomar aire adecuadamente.

Los dedos y el antebrazo

Nuestra contracción más rápida y clave se encuentra en los dedos. La notamos incluso en el antebrazo. Una sensación instantánea en los dedos nos informa de nuestra situación vital. Se trata de formaciones complejas de huesos, tendones y músculos, con las que sujetamos o soltamos. Las sujeciones inconscientes suelen representar un esfuerzo innecesario. Cada persona tiene, por lo que a esto respecta, su propia capacidad de tensar, y debe reconocerla. A veces llevamos, soportamos o luchamos demasiado en este aspecto. Es necesario soltarse, relajarse exterior e interiormente. Para ello es importante la toma de conciencia de las tensiones subliminales; realizar ejercicios con los dedos es de gran ayuda. Si se llevan a cabo correctamente, las manos se vuelven blandas y los antebrazos se fortalecen. Se toma conciencia del exceso de tensión, con lo que ésta puede eliminarse con el tiempo. Comience con un juego de dedos según su imaginación y simplemente compruebe qué movimientos son posibles.

Ejercicio «mínimo»

Acostado y en absoluto silencio intente realizar un leve movimiento mínimo con cada dedo; es normal que note un ligero temblor. Luego abra y cierre la mano varias veces. Primero lentamente, después más rápido. Lo importante es notar la sensación de tensión y relajación incluso en las pequeñas articulaciones.

Los dedos de los pies y las pantorrillas

En la historia de la evolución de la humanidad los dedos de las manos y de los pies han tenido funciones parecidas. Hoy en día prácticamente no utilizamos los dedos de los pies, pero nuestras contracciones musculares se manifiestan a veces cuando estamos psíquicamente en tensión.

Ejercicio «máximo»

Juegue a menudo con los dedos de los pies o dé vueltas con las piernas. De igual manera que con los dedos de las manos, podemos notar el movimiento en cada dedo del pie con impulsos mínimos. Intente realizar el movimiento máximo. Si siente calor o que debe esforzarse, deje el ejercicio, esto puede pasar antes de lo que cree. Con las pequeñas cosas a veces se consigue más de lo que se cree, lo mismo ocurre con los pequeños ejercicios. (Véase también apartado 4.4 «Toma de conciencia de las articulaciones».) Realice todos los ejercicios de forma lúdica, si se esfuerza hará que las zonas se agarroten. Es muy útil repetirse mentalmente frases para tomar conciencia de cómo todo se encuentra relacionado. ¿Conoce ya las consecuencias de «estar a la que salta», sabe cómo se comporta una persona obstinada?

La rodilla y el muslo

En las enseñanzas orientales tradicionales se nos habla de la especial importancia que tiene la rodilla y sus articulaciones. Según un dicho bávaro, se tienen *Schwammerl* (hongos) en las rodillas, cuando se tiene miedo o se está excitado. En alemán se dice que hay personas que «rompen las cosas con las rodillas» para expresar que obran precipitadamente. Por lo visto, las rodillas no sólo tienen algo que ver con nuestra postura

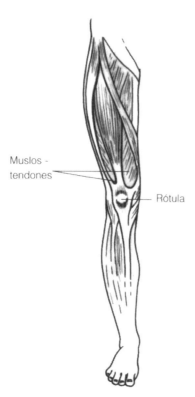

Muslos - tendones

Rótula

Pierna con tendones del muslo y rótula

corporal, sino también con nuestra actitud mental. La manera especial en que nuestros muslos están colocados nos informa de ello.

Todo nuestro comportamiento demuestra estar relacionado con nuestras ideas y opiniones. ¿Cuánto cree que puede o debería soportar? ¿Cuándo llegará el momento de cambiar de perspectiva?

Ejercicio «rótula»

Siéntese cómodamente sobre una manta con las piernas estiradas. Tóquese primero la rótula, el hueso con forma esférica. Puede estirarla hacia arriba o dejarla suelta, inténtelo varias veces. Después intente estirar los dedos de los pies hacia usted y hacia afuera sin que se mueva la rótula. Puede utilizar las manos para ayudarse. Intente entonces mover la rótula sin mover los dedos de los pies. Los reflejos de nuestros músculos determinan si aguantamos, luchamos o huimos. Es especialmente importante la posición de la rótula, ya que tiene consecuencias sobre nuestra actitud interior en lo que se refiere a actividad o pasividad. Lo ideal serían a la vez flexibilidad y estabilidad. Tenga en cuenta sobre todo la posición de la rótula en todos los ejercicios que realice de pie: a veces debe activarse y a veces debe estar relajada.

4
Series de ejercicios especiales en diez grupos

Realice todos los ejercicios con atención. Observe sus contracciones. Practique a diferentes velocidades hasta encontrar su propio ritmo. Puede empezar con los ejercicios anteriores del capítulo 3 o seleccionar algunos de los siguientes ejercicios. Cuando tenga algo de experiencia podrá crearse su propio programa de ejercicios. Al principio es suficiente con que realice una serie de cinco a diez prácticas con toda tranquilidad. Al finalizar sentado o acostado debe adoptar siempre una postura relajada. La postura exterior suele ser de menor importancia, lo principal debe ser siempre tener un sentimiento de liberación. No haga los ejercicios para conseguir un rendimiento sino con un sentido lúdico. Imagínese que viaja intentando descubrir algo y se redescubre física y espiritualmente. Su estado de ánimo cambiará a mejor.

4.1 Ejercicios de pie 1-8

Ejercicio de pie 1: «Ponerse recto»

Realización

Quédese en primer lugar unos minutos de pie, apoyándose en toda la planta del pie. Estire los brazos hacia abajo, de forma que note un agradable alargamiento hasta los dedos. Con los ojos cerrados, sienta dónde se encuentra tenso, de la cabeza a los pies. Es normal experimentar una ligera sensación de pérdida de equilibrio. Fíjese ahora en qué zonas nota una sensación de agarrotamiento. Inspire y espire por la nariz lenta y profundamente.

Observaciones

La idea de un péndulo que se va deteniendo poco a poco hace que pongamos atención tras una práctica prolongada en las contracciones musculares.

Resultado final

En cierto momento, de repente todo se calma. La inestabilidad exterior y la intranquilidad interior han desaparecido. En un estado ideal, se considera que se ha liberado de todas las contracciones musculares.

Relajar, soltar

Al principio uno se aferra a algunas zonas de la cabeza sin darse cuenta. Intente soltarse cada vez que expulsa el aire.

Ejercicio de pie 2:
«Mover como un muelle la columna vertebral»

Realización

Apóyese sobre los dedos de los pies. Los talones no deben tocar el suelo en ningún momento. Después mover todo el cuerpo como si fuera un muelle. El movimiento parte de los pies.
Los hombros, los brazos y los dedos de las manos deben estar
completamente sueltos; asimismo el rostro, toda la cabeza y
las veinticuatro vértebras pueden transmitir la sensación de ser
amortiguadores si la espalda está completamente relajada.

Observaciones

Dejar fluir la respiración
sin condicionarla. No
sujete en ningún caso
los dedos o los codos; los
brazos deben simple-
mente seguir el movi-
miento de bamboleo.

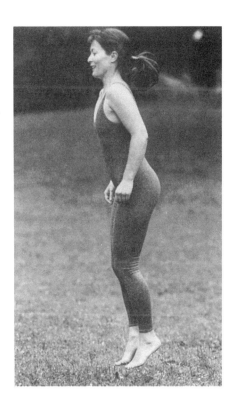

Resultado final

Al final debe quedarse
de pie muy tranquilo. To-
do debe vibrar. Lo ideal
es la sensación de que
se libera una gran can-
tidad de energía. Respi-
re profunda y tranqui-
lamente. (Véase apartado
4.8, Respiración Ayur-
veda.)

47

Relajar, soltar

Bajo ninguna circunstancia se deben sentir molestias en la columna vertebral. No hay que sentir que algo se disloca. Los problemas de equilibrio o las desagradables sensaciones de mareo son señal de que se ha realizado el ejercicio demasiado bruscamente. Siéntese entonces y deje que todo vuelva a la normalidad. Si tiene la sensación de no «tener el suelo bajo sus pies», realice los ejercicios de estabilización y relajación. Atención: tenga cuidado con los dolores de espalda, quizá debería practicar durante más tiempo los ejercicios de pelvis e inclinaciones.

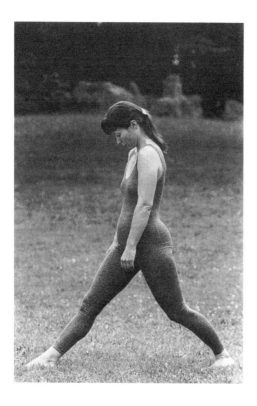

Ejercicio de pie 3: «Balancear la columna vertebral»

Realización

Póngase recto de pie y dé un paso bastante largo hacia adelante con la pierna derecha. Después inclínese sobre la pierna derecha al inspirar y mueva la columna vertebral y el esternón a la vez hacia adelante, al expulsar el aire vuelva a la posición inicial. Muévase hacia adelante y hacia atrás durante aproximadamente un minuto, de forma que en toda la parte superior del cuerpo tenga la sensación de que oscila. Lleve entonces a cabo el ejercicio de nuevo con otra posición de las piernas.

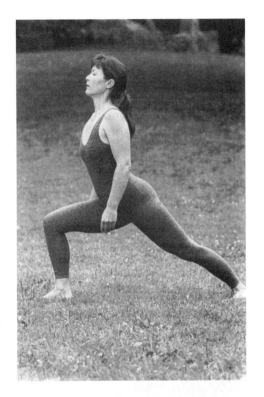

Observaciones

El cuerpo no debe forzar el ritmo de la respiración. Lo ideal es la sensación de que todo «funciona por sí solo», pero eso sólo se consigue al cabo del tiempo.

Resultado final

La columna vertebral adquiere una mayor sensibilidad y elasticidad, se percibe una sensación de fuerza en la espalda.

Relajar

En este ejercicio hay una tendencia a apoyarse sobre todo en la zona de los hombros o en los dedos de las manos. Se debe intentar mantener un rostro relajado y sosegado en todos los ejercicios. Dése tiempo para ello.

Ejercicio de pie 4: «Abrir el tórax»

Realización

Hacer tal como se indica en el ejercicio 3, pero ahora moviendo también los brazos, de diez a veinte veces. Inspirar, levantar los brazos. Espirar, bajar los brazos, cambiar la postura de las piernas. Tenga en cuenta la postura de los brazos, ligeramente inclinados. En los brazos debe notarse una sensación de resistencia; a lo largo del esternón se produce una agradable sensación de expansión.

Precaución

No doble la espalda con dolor. Diferencie entre una sensación de fuerza expansiva y percepciones de esfuerzo o debilidad. Varíe unos centímetros la distancia entre las manos y observe las diferentes reacciones del cuerpo.

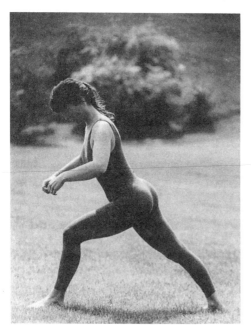

Observaciones

Es todo un arte conseguir ajustar cada movimiento de las rodillas, de la parte superior del cuerpo, de los brazos y de la respiración. La sensación de balanceo debe transmitirse a todo el cuerpo. No estirar los codos demasiado hacia atrás.

Resultado final

Si al final permanece medio minuto en la posición de «brazos levantados» y respira hondo hasta el esternón, se genera una fuerza inmensa: como si pudiera desatar un enorme envoltorio con mucha facilidad.

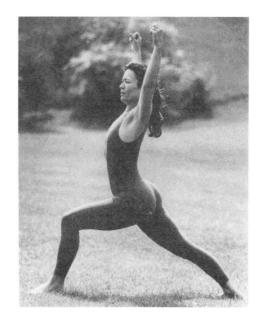

Ejercicio de pie 5: «Coger aire»

Realización

Abra las piernas con las rodillas ligeramente dobladas. Levante los brazos, doble también los codos ligeramente. Girar una mano de forma que las puntas de los dedos se rocen. Estire ahora la parte superior del cuerpo hacia la izquierda al inspirar, hacia el centro al espirar, hacia la derecha al volver a inspirar y así sucesivamente. Concéntrese en las sensaciones que experimenta de la cabeza a los pies, hay una gran diferencia con respecto al movimiento habitual del cuerpo. Con el tiempo será capaz de notar cada tensión con exactitud en cada ejercicio y de eliminarla por lo menos parcialmente. Mientras se encuentre de pie, será necesaria una cierta tensión en las piernas para sostenerse. Las tensiones en los músculos y las sensaciones de rigidez en las articulaciones son señal de un esfuerzo innecesario.

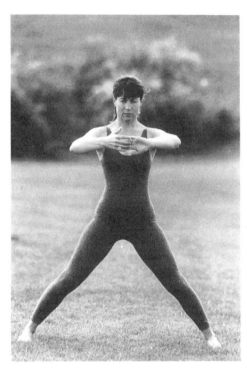

Observaciones

Cuando se haya acostumbrado a la realización del ejercicio puede intentar hacer que durante la inspiración el aire llegue hasta las clavículas. Tenga en cuenta que no se debe forzar en ningún momento el rostro ni la lengua.

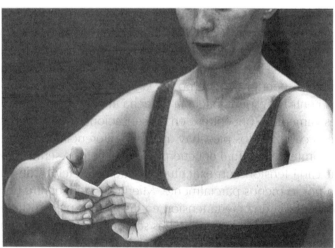

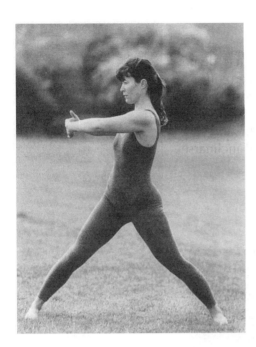

Relajar, soltar

En muchas personas existe la tendencia a encoger los hombros: deben prestarles atención y relajarlos.

Resultado final

Desde la pelvis hasta la cabeza se consigue una mayor sensibilidad.

Ejercicio de pie 6: «Arriba y abajo»

Realización

Colóquese de pie cómodamente, los pies a la altura de los hombros, es decir, con las piernas cómodamente entreabiertas. Dóblese al expulsar el aire, estírese al inspirar.

Observaciones

Al estirarse debe notarse un ligero estiramiento sobre la pared abdominal durante la inspiración (hasta la punta de los dedos); al inclinarse durante la espiración, otro desde las piernas hasta los brazos pasando por la pelvis y la espalda.

Relajar, soltar

No practique este ejercicio de un modo demasiado severo, fíjese especialmente en el rostro y los dedos de las manos. La respiración no debe transmitir una sensación de presión ni al inclinarse ni al estirarse.

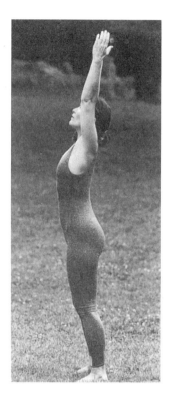

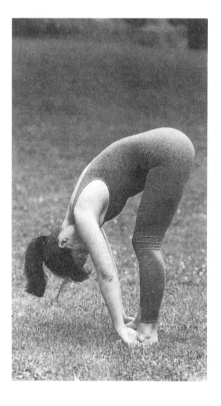

Ejercicio de pie 7: «Tai-chi»

Realización

Colóquese de pie cómodamente con las piernas abiertas, levante los brazos ligeramente al inspirar y bájelos al espirar. Es importante que coordine los movimientos con exactitud. La parte superior del cuerpo no se inclina ahora, los codos y las rodillas se estiran y se doblan

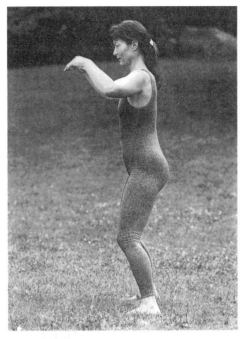

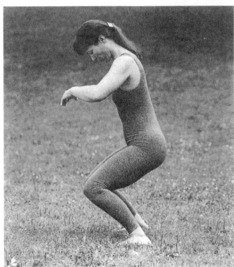

ligeramente al ritmo de la respiración, la columna vertebral (incluida la cabeza) sube y baja.

Resultado final

Si los movimientos de cabeza, brazos, codos y rodillas están coordinados con la respiración, se percibe una sensación de ligereza.

Ejercicio de pie 8: «Descarga de la columna vertebral»

Realización

Colóquese de pie tranquilamente como en el ejercicio de pie 1. Cuando esté calmado, inclínese hacia adelante lentamente y permanezca en esa posición. Varíe la posición de la pelvis y coloque los muslos de forma que note un estiramiento que se expande por la parte posterior de la pierna hasta la columna vertebral.

Observaciones

Incline también la cabeza ligeramente hacia adelante de forma que se prolongue el estiramiento hasta la parte posterior de la cabeza. Después, dejar que siga el estiramiento de la zona de los hombros a los brazos hasta los dedos. Un pequeño crujido de la columna vertebral, como el sonido de un botón a presión cuando se cierra, es positivo.

Atención

No practique realizando esfuerzos. Si se toma el tiempo suficiente, la columna vertebral se descargará a lo largo de las veinticuatro vértebras. Por experiencia propia puedo asegurar que este ejercicio actúa a la larga como un excelente calmante incluso en las personas con dolores de espalda crónicos. No obstante, es necesario realizarlo correctamente y observar las reacciones experimentadas durante un largo espacio de tiempo.

Resultado final

El estiramiento puede continuar desde los tendones hacia adentro. Mediante una respiración prolongada se consiguen sensaciones profundas y agradables de tranquilidad y frescura.

4.2 Ejercicios sentado 1-5

Antes o después de realizar todos los ejercicios sentado puede introducir los ejercicios por parejas de «distensión». Tenga en cuenta que se mantiene el punto de gravedad especialmente en las posiciones en que está sentado y pasivo. (Véase el capítulo 3, La pelvis y el sacro.)

Tenga en cuenta también la postura de la cabeza. Si mantiene la cabeza levantada y los ojos abiertos obtendrá un efecto activo. Si quiere relajarse completamente, debe bajar la cabeza y cerrar los ojos. Piense que el 50 % de nuestras impresiones las recibimos a través de los ojos.

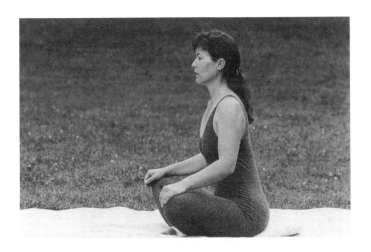

Ejercicio sentado 1: «Sentado en el suelo con las piernas cruzadas tipo A»

Realización

Siéntese sobre una manta en el suelo con las piernas cruzadas, o de alguna otra forma, lo más cómodo posible. Puede suje-

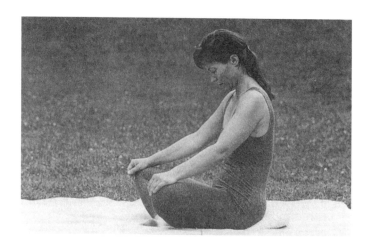

tarse ligeramente poniendo las manos en las rodillas, pero no deje los dedos en tensión. Inspire y espire tranquilamente por la nariz. Estírese para poner recta la parte superior del cuerpo y la cabeza al inspirar, y relájela al espirar.

Observaciones

El movimiento debe realizarse al ritmo de la respiración y no al revés.

Atención

No fuerce nada, no respire bajo presión. Suelte aquello a lo que se aferra innecesariamente. En la calma se encuentra la fuerza.

Resultado final

Si se percibe la sensación de un balanceo rítmico, que por sí solo se produce en relación con la respiración y la circulación de la sangre cuando se está sentado, nace una nueva fuerza física y mental.

Relajar, soltar

Cuando los movimientos no están óptimamente coordinados, muchas personas tienden a levantar los hombros sin querer. Cada vez que se expulsa el aire se deben relajar la cabeza y los hombros.

Ejercicio sentado 2: «Sentado en el suelo con las piernas cruzadas tipo B»

Realización

Siéntese cómodamente como en el ejercicio tipo A. Puede utilizar un cojín o doblar una manta que facilite la posición erguida. Deje las manos relajadas sobre las rodillas. Respire tranquila y profundamente y relaje al espirar todas las zonas en las que experimente tensión, especialmente en la zona de los codos y los hombros. Intente ahora estirar la parte posterior de la cabeza hacia arriba. Permanezca sentado así algunos minutos tranquilamente.

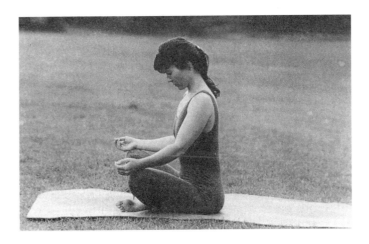

Observaciones

Es todo un arte relajar ligeramente el esternón sin doblarse ni desplomarse. La cabeza debe girarse mínimamente hacia adelante, de forma que su parte posterior se levante ligeramente. Se percibe un agradable estiramiento en la nuca; el cuello debe moverse hacia adelante pero permanecer relajado.

Resultado final

Si tras realizar varios ejercicios se nota la respiración en la espalda y se percibe una sensación de «cueva fresca», podemos permanecer sentados tranquilos y seguros. Lo ideal es evocar imágenes de agua. A causa de la alegría que produce este estado de relajación puede hacérsenos realmente la boca agua. No obstante tienen que darse el ambiente y la actitud interior correctas.

Relajar, soltar

Especialmente en los hombros y en la frente.

Ejercicio sentado 3: «Piernas hacia adelante»

Realización

Siéntese sobre una manta blanda con las piernas hacia adelante y las rodillas cómodamente dobladas. Puede colocar otra manta o un rollo de material blando bajo los huecos de las rodillas o las pantorrillas para crear una atmósfera cómoda y agradable. Incline ahora la parte superior del cuerpo hacia adelante, sin estrés ni presión. La espalda debe permanecer bastante recta, no doblarse bajo las costillas (peligro de calambre en el diafragma), sino por la articulación de la cadera.

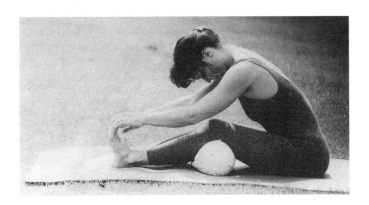

Observaciones

Si se toma la molestia de sostener con la punta de los dedos de la mano los dedos del pie, y poco a poco se hace más patente la idea de que está durmiendo, se encuentra en el camino correcto.

Resultado final

Estas zonas especiales se relajarán cada vez más. Con algo de práctica y en un ambiente tranquilo se crea un estado de ensueño.

Ejercicio sentado 4: «Piernas dobladas»

Realización

Como en el ejercicio sentado 3, pero con una pierna doblada. Después cambie de lado. Relajar también en este ejercicio los brazos y los hombros, así como el rostro.

Observaciones

Respire tranquila y profundamente. Profundice en la idea de que relaja la pierna doblada cada vez que espire.

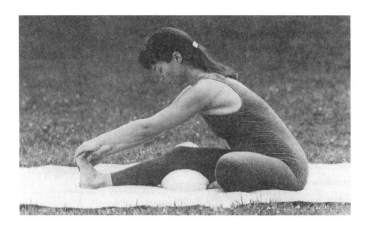

Resultado final

Con el paso de los meses va disminuyendo la tensión en la pierna doblada. En la pierna estirada se percibe un agradable estiramiento.

Relajar, soltar

Tener en cuenta de nuevo sobre todo los hombros.

Ejercicio sentado 5: «Piernas abiertas»

Realización

Siéntese en el suelo con los pies tan doblados hacia afuera como sea posible. Cójase los dedos de los pies con los dedos de las manos sin esforzarse, relaje los hombros.

Observaciones

Gire la cabeza ligeramente hacia adelante, de forma que tenga la sensación de que el cuello se alarga.

Resultado final

Con algo de práctica se profundiza en la relajación. El sonido de la respiración recuerda al oleaje del mar. Cree su propia imagen mental, piense en imágenes con agua.

Relajar, soltar

Relajar completamente la zona de los hombros.

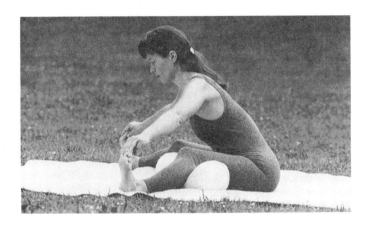

4.3 Ejercicios tumbado 1-4

Ejercicio tumbado 1: «Dejar caer»

Realización

Túmbese sobre una manta o una colchoneta. El suelo no debe estar frío, la habitación ha de tener una buena temperatura. La columna vertebral tiene que ser la línea central, los brazos y las piernas deben estar simétricamente alejados de la misma. Inspire y espire tranquilamente a su ritmo. Permanezca así tumbado durante unos minutos. Al principio se manifiesta la relajación exteriormente. La sensación de soltar los músculos externos surge en combinación con una profunda espiración; puede que con un «sollozo». Déjese caer con cada espiración paciente y tranquilamente.

Observaciones

Cada persona lo experimenta de forma muy distinta y particular. Por ejemplo, la relajación se hace sentir muy rápida o muy lentamente. Observe siempre su respiración con paciencia. Refuerce la sensación de soltar, de relajación, al espirar; en ese momento no tiene nada más que hacer.

Atención

Es importante crear un ambiente de tranquilidad. Elimine todos los factores de intranquilidad en la medida de lo posible. Utilice música y otros medios si son necesarios.

Resultado final

Las ideas van y vienen, fluyen con la respiración. Se vive una profunda relajación.

Ejercicio tumbado 2: «Nube»

Realización

Como en el ejercicio tumbado 1, utilice ahora rollos de material blando, mantas, pequeños cojines, etc. como apoyo. Las rodillas y los codos están ligeramente doblados. Puede colocarse adicionalmente un cojín plano bajo la cabeza. Relájese entonces al espirar, inspire y espire con tranquilidad. Al contrario que en los ejercicios anteriores, debe reforzar la sensación de «dejarse llevar» por su fantasía.

Observaciones

Al principio se nota alguna tensión en zonas concretas, fíjese dónde se producen exactamente. Relájese al espirar, refuerce la idea de que se encuentra sobre una nube al inspirar.

Resultado final

La intranquilidad interior desaparece, tras repetir el ejercicio varias veces se percibe una sensación de bienestar, como si estuviera flotando en una nube. Después de unos cinco a diez minutos se encontrará en un estado de profunda relajación. Por favor, realice los ejercicios sin forzarse, la tranquilidad interior llega por sí sola.

Ejercicio tumbado 3: «Embrión»

Realización

Túmbese en una posición confortable, de forma parecida a un embrión. Quizá puedan ayudar varias mantas o pieles gruesas

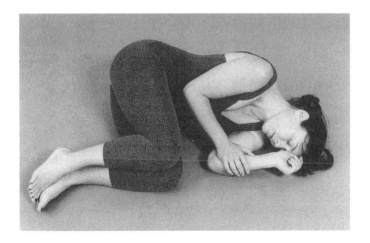

y suaves en una atmósfera cálida, o una manta colocada sobre hierba mullida. En cuanto note la más mínima corriente fría de aire, debe taparse. Disfrute con toda calma de esta sensación de estar protegido.

Observaciones

Deje que en su mente aparezcan imágenes, quizás emerjan recuerdos de la infancia o incluso vivencias de cuando era un bebé. Las ideas de que se encuentra al borde de un río, de un lago o del mar pueden ser muy tranquilizantes. Aunque su entorno sólo lo permita durante un breve espacio de tiempo, experimentar esta tranquilidad interior tiene un efecto curativo.

Resultado final

Este ejercicio puede tener grandes repercusiones. Quizá se le aclaren algunas ideas. En esta sociedad estresante hay muchas personas que pasan poco tiempo tumbadas. Se valora el rendimiento, el ocio está mal visto. Pero eso no siempre ha sido así. Los romanos, por ejemplo, practicaron el culto a estar acostado casi hasta la perversión; los llamados pueblos primitivos entendían en muchos casos una relación sana entre la acción y la meditación. ¿Duerme o sueña usted también demasiado poco?

Ejercicio tumbado 4: «Girar las piernas»

Realización

En primer lugar reléjese tumbado durante un tiempo. Después doble las piernas hacia el cuerpo, cójase la rodilla derecha con la mano izquierda y estire las piernas hacia el suelo. Respire de diez a veinte veces tranquila y profundamente, después cambie de lado.

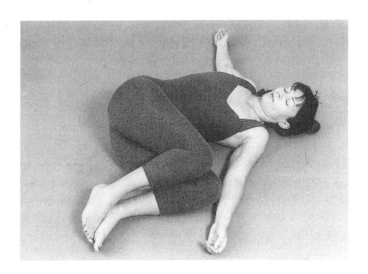

Observaciones

Fíjese atentamente en que al girar las piernas se insufla más aire en el pulmón por una parte.

Resultado final

Si practica con igual intensidad y durante el mismo tiempo con ambas partes conseguirá un mayor equilibrio. Conseguir respirar con mayor cantidad de aire, espacio libre en el estómago y en el tórax, prolonga la vida.

4.4 Toma de conciencia de las articulaciones

Los siguientes ejercicios deben llevarse a cabo mediante movimientos en espiral. La imagen de la espiral le servirá de ayuda; es decir, comienza a realizar el movimiento desde un punto de partida y va ampliando los giros hasta llegar a la circunferencia óptima. Lo ideal no es el límite exterior del movimiento, sino el movimiento con la sensación de órbita. Cuando haya llegado a ese punto puede volver hacia la posición de partida girando en la dirección contraria.

4.4.1 Articulaciones de las manos

Realización

Hay que empezar de forma muy sencilla. Gire las articulaciones de sus manos siguiendo una espiral. Deje los dedos completamente relajados. Fíjese en el margen de maniobra del movimiento y sobre todo en su sensación en la articulación. ¿La nota rígida o torpe, cruje fácilmente?

Observaciones

No deje que cruja o que llegue a tener la sensación de forzarla. Descubra su propio margen de movimiento en las articulaciones.

Resultado final

Poco a poco tomará conciencia de sus articulaciones. En la articulación de las manos se desarrolla una percepción global, vital, fuerte. La capacidad de carga o la sobrecarga la indican estas articulaciones.

4.4.2 Espiral de los hombros

Realización

Haga girar primero sólo los hombros, deje muertos los brazos. Intente realizar movimientos mínimos en ambas direcciones. Permanezca entonces de pie relajado con los brazos ligeramente estirados a los lados y vuelva a intentar realizar pequeños círculos. Amplíelos lentamente, de forma que en la articulación del hombro se sienta siempre un movimiento circular. Practique así con ambos hombros a su propio ritmo, la respiración debe acompañar, es decir, debe fluir e ir volviéndose por sí misma cada vez más profunda.

Observaciones

Una sensación de torpeza en los hombros o una respiración forzada son una señal de que va demasiado deprisa.

4.4.3 Codos

Realización

Siéntese cómodamente, estire un brazo lateral y perpendicularmente al cuerpo. Gire el codo hacia afuera y hacia adentro suavemente.

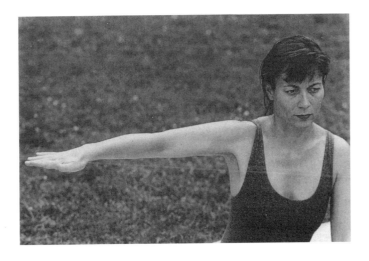

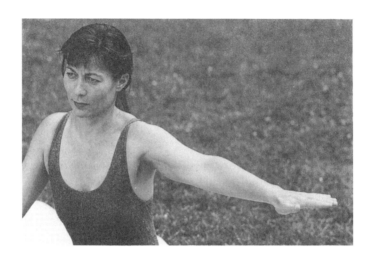

Observaciones

Amplíe los giros lentamente y agote el límite de movimiento en ambas direcciones. Las palmas de las manos deben mirar todo el tiempo hacia el suelo.

Resultado final

El movimiento se vuelve circular y continuado. Se desarrolla una sensibilidad especial en toda la zona del codo para detectar hasta la más mínima tensión y relajación en los tendones por encima de la articulación.

4.4.4 Espiral de la pelvis

Realización

En primer lugar mueva la pelvis girándola, como si bailara con un «hula-hoop». Muévase de forma alternativa en ambas direcciones. Mueva primero la pelvis hacia la derecha y la izquierda, varias veces. Después ligeramente hacia adelante y hacia atrás. A continuación puede palpar el espacio entre la articulación de las caderas apoyando los puños sobre los huesos mayores de la pelvis y colocando los dedos de modo que apunten hacia abajo.

Observaciones

Si la mano y los dedos se encuentran en la posición correcta, notará el espacio entre las articulaciones al presionar fuertemente con el dedo durante el movimiento lateral de la pelvis. La percepción es aún más clara si realiza los movimientos en espiral.

Resultado final

Las articulaciones de las caderas reciben en la India el nombre de «paso estrecho». Se refiere a que la vida fluye por aquí como un río por un paso muy estrecho. Si se endurece esta zona nos quedaremos inmóviles, toda nuestra vida se «estrechará». Si practicamos con calma, calor y relajación, la pelvis se llena de vida. Experimentamos una sensación de mayor amplitud en nuestros movimientos, podremos cambiar nuestra postura por completo.

4.4.5 Articulaciones de las rodillas

Realización

Siéntese cómodamente con las piernas estiradas, si es posible en una silla con respaldo. Levante ligeramente su pierna derecha y muévala describiendo un óvalo con el talón. Practique alternativamente con ambas piernas, con el pie izquierdo, luego con el derecho, de forma que describa dos óvalos.

Observaciones

Si levanta el pie derecho llevándolo a la rodilla izquierda, su rodilla derecha descenderá un poco hacia el suelo.

Resultado final

Si realiza este ejercicio entre diez y veinte veces, la articulación de su rodilla efectuará un giro perfecto. Se favorecerá la circulación de la sangre y la regeneración de la rodilla.

4.4.6 Articulaciones del pie

Realización

Coloque la articulación del pie derecho sobre el muslo izquierdo. Sujete la espinilla derecha con la mano derecha, gire el pie derecho con la mano izquierda lentamente varias veces en ambas direcciones. Después cambie de lado.

Observaciones

Si va ampliando el movimiento en forma de espiral, va desapareciendo poco a poco la sensación de torpeza.

Resultado final

Se favorece la circulación en las articulaciones de los pies, se calientan y funcionan como si estuvieran engrasadas.

4.4.7
«A cuatro patas»

Realización

Arrodíllese, coloque los brazos rectos, las palmas de las manos abiertas y gire los codos ligeramente hacia adentro y hacia afuera.

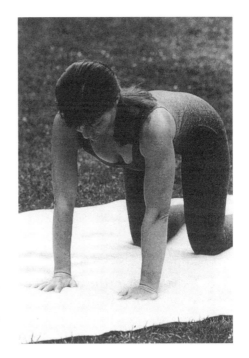

Observaciones

Si amplía el movimiento lentamente percibirá una clara sensación del margen de movimiento del codo.

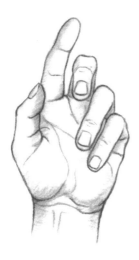
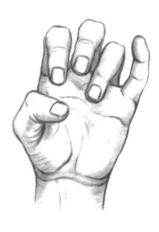

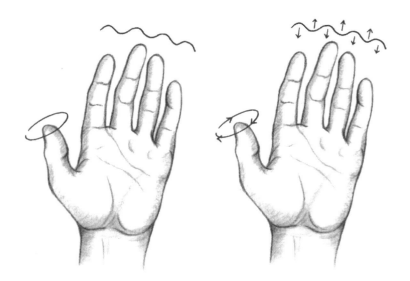

4.5 Toma de conciencia de los tendones y los músculos

Hasta la época moderna a las venas, los nervios y los músculos se les llamaba tendones, por eso el adjetivo «nervudo» suele querer decir «musculoso». Las ilustraciones de anatomía humana del capítulo 3 ofrecen una idea de la relación entre la estructura de los tendones y la de los músculos del cuerpo. Se trata de tomar conciencia de que las estructuras de los tendones y las de los músculos interaccionan en todo el cuerpo, de forma parecida a los cables de tiro. Mientras los huesos constituyen nuestro esqueleto, los tendones y los músculos son el apuntalamiento. Si el apuntalamiento es demasiado fuerte o demasiado débil, el armazón se tuerce. Las acciones físicas de cualquier tipo deben realizarse por este motivo de igual modo y en ambos lados. En los siguientes ejercicios debe fijarse no sólo en experimentar un agradable estiramiento de los tendones y los músculos. También es importante cómo se realiza el estiramiento: ¿es usted quien estira o se deja más bien «llevar a empujones»?

4.5.1 Juegos con los dedos de la mano

Realización

Primero doble y estire los dedos ligeramente. Fíjese bien en la movilidad de cada dedo. En segundo lugar mueva cada dedo por separado. Luego levante la parte superior del brazo perpendicularmente y el antebrazo paralelamente al cuerpo e intente realizar en esta posición los movimientos con cada dedo, con la palma de la mano abierta y los dedos estirados hacia abajo. Alguno de los dedos no podrá moverse solo, es necesario algo de práctica. Paso cuarto: abra y cierre ahora toda la mano, primero lentamente, después más rápido. Paso quinto: intente girar los dedos. Empezando por el pequeño, vaya girándolos todos poco a poco uno detrás de otro. Al final, es decir, después del dedo índice, el pulgar debe seguir pero no girando sino describiendo círculos. Será necesaria mucha práctica para realizar este ejercicio. Con el tiempo se consigue coordinar todos los movimientos de los dedos. Sin gran esfuerzo doble y estire los cuatros dedos en forma ondular, luego haga girar el pulgar. Cuando se tiene práctica se percibe una sensación de movimiento circular ligeramente fortalecedor, pero no forzado. La tensión inicial de la mano se reduce, se pierde la contracción o sujeción excesiva. No practique esforzándose, los ejercicios que se realizan con esfuerzo no tienen un efecto curativo.

4.5.2 Juegos con los dedos de los pies

Realización

Paso primero: juegue espontánea y ligeramente con los dedos de los pies. Fíjese en el movimiento de cada dedo. Paso segundo: doble y estire todos los dedos. Paso tercero: intente separar el movimiento del dedo pequeño y el dedo gordo. Doble el dedo gordo y estire el pequeño, después haga lo contrario.

4.5.3 Juego con los tendones. Estiramiento de los brazos

Realización

Colóquese sentado o de pie y levante el brazo derecho lateral y perpendicularmente al cuerpo. Estire las puntas de los dedos hasta que note en todo el brazo un estiramiento.

Soltar

No estire con demasiada fuerza, para que los músculos no se endurezcan. Estire entonces el brazo izquierdo de igual forma, de modo que note un estiramiento contrario de la misma magnitud.

4.5.4 Juego de los tendones. Estiramiento lateral de pie

Realización

Dé un paso hacia un lado girando la pierna. Dóblela entonces lateralmente sin relajar la rodilla, de forma que note un tirón de los tendones desde el talón hasta las nalgas.

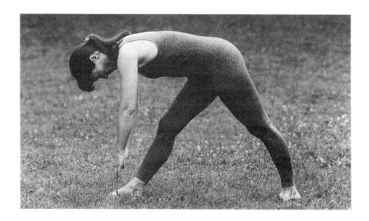

Observaciones

No debe relajar demasiado la rodilla pero tampoco ponerla rígida. El arte consiste en conseguir tener el tirón por toda la pierna. Aunque primero se sienta dolor, finalmente se percibe una sensación de liberación.

Relajar

Los tendones deben relajarse tras uno o dos minutos si se ha realizado correctamente, se estiran y crecen.

Resultado final

El estiramiento se profundiza hasta llegar a la respiración. Nuestra voz interior nos dice: «¡Ah, qué bien sienta!».

4.5.5 Juego con los tendones. Estiramiento de las piernas

Realización

Al igual que en el ejercicio sentado 4, pero sin relajar la pierna, contraer los dedos de los pies ligeramente, de forma que se sienta un tirón de los tendones desde el talón hasta las nalgas.

Relajar

Si durante el ejercicio puede relajar las zonas concretas (sólo los dedos deben estar en ligera tensión), especialmente en la rótula y los hombros, el tirón continuará por la espalda hasta llegar a los brazos. Fíjese atentamente en la sensación que tiene, no debe surgir ninguna distensión.

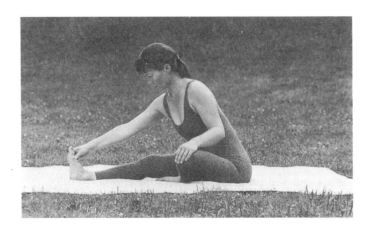

Observaciones

Varíe los movimientos de la pelvis, la columna vertebral y la rótula unos milímetros. Es realmente un arte lograr un tirón agradable que atraviese todas las zonas, una sensación de liberación en el tórax es una buena señal.

Resultado final

Si realiza este ejercicio durante meses, éste tendrá el efecto de un impulso positivo en todo su comportamiento. Conseguir el tirón adecuado en las relaciones, no «dislocarse» más en la vida, libera.

4.5.6 Juego con los tendones. Abrir las piernas

Realización

Igual que en el ejercicio anterior, pero intente separar los pies todo lo que pueda. Fíjese en que no se produzca ninguna contracción innecesaria, tampoco en el rostro, la lengua o los ojos. Tenga también en cuenta que la pared abdominal esté relajada.

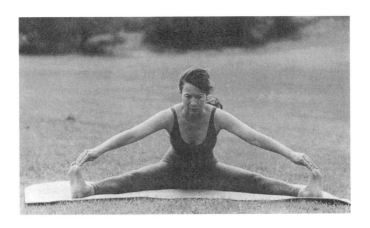

Observaciones

La parte posterior de las piernas, la espalda y la parte exterior de los brazos se alarga. La parte anterior se relaja completamente.

Resultado final

Cuando hay una ligera tensión óptima en toda la espalda hasta la parte posterior de la cabeza, y a partir de ahí una sensación de relajación absoluta a través de la cubierta del cráneo hacia adelante y a través del rostro hasta el tórax y el estómago, se encuentra en un estado cercano al de la meditación.

4.6 Ejercicios de separación

4.6.1 Ejercicio de separación 1

Realización

Puede intentar primero sentado; desacoplar tensión y relajación en las piernas. Mueva primero sólo los dedos de los pies, después sólo el pie. A continuación puede contraer todo el pie sin mover la rótula, y viceversa. Contraiga el muslo con los dedos de los pies relajados. Acostado, profundice en el juego de tensión y relajación en las piernas con los ojos cerrados. La experiencia con los brazos es completamente diferente.

Observaciones

Si realiza variaciones con un poco de imaginación, desarrollará una sensibilidad para detectar las diferencias de tensión y relajación hasta en las dos mitades del rostro. Quizá ahora sea más consciente de las pequeñas contracciones musculares en la cabeza.

Resultado final

La relajación total sólo es posible en combinación con la tranquilidad exterior y la liberación interior.

4.6.2 Ejercicio de separación 2

De igual forma que en el estiramiento de piernas del apartado 4.5.5, cogerse con una sola mano los dedos de los pies y presionar con la otra la rodilla doblada hacia el suelo, de forma que ésta pueda relajarse mejor. Mantenga una agradable tensión en la pierna estirada e intente relajar todo lo que pueda la que está doblada. La práctica habitual produce una clara diferenciación de tensión y relajación.

4.7 Toma de conciencia del equilibrio

Nuestro equilibrio está estrechamente relacionado con nuestra circulación y nuestra respiración. Cuando nos movemos modificamos la posición de nuestro cuerpo y todos los procesos internos tienen que dar una respuesta positiva.

Atención

Las señales de alarma en caso de un esfuerzo excesivo o una ejecución equivocada son la respiración forzada o entrecortada, palpitaciones en los oídos, sensaciones de mareo, desorientación, etc.

Relajar

Las posturas exterior e interior se condicionan mutuamente. Si está relajado exteriormente, también puede relajarse mejor interiormente y viceversa. En ese caso los pequeños capilares actúan, y los reflejos internos de estirar y encoger son más rápidos que nuestra mente. Tener las manos o los pies fríos o la boca seca pueden ser síntomas, por ejemplo, de que no sabe relajarse interiormente. Lleve a cabo las siguientes pruebas de equilibrio con atención y reflexionando.

Con el siguiente ejercicio logrará una sensibilidad de la circulación de sus piernas: siéntese bastante recto sobre una manta con las piernas estiradas y gírelas, de modo que al realizar el giro hacia adentro, las puntas de los dedos de los pies se miren y los pies giren hacia afuera por sí solos, relajados. Al cabo de un par de minutos acabe el ejercicio. ¿Nota un hormigueo? Es una señal de que se ha activado ligeramente la circulación mediante este movimiento de piernas. El ejercicio es muy bueno para la circulación.

Prueba de equilibrio 1: «Cigüeña»

Realización

A partir de la posición normal de pie levante una pierna. Al principio sólo unos centímetros, después todo lo que quiera, cuanto más seguro se sienta, levántela más. Observe atentamente. En el momento en que pierda el equilibrio, déjese llevar por sus reflejos, el pie encontrará por sí mismo el suelo. Repítalo todo tantas veces como sea necesario hasta que pueda poner la planta del pie sin dificultad sobre el muslo de la otra pierna. Practicar con ambas piernas. Precaución: practique sobre un suelo no resbaladizo, a ser posible descalzo.

Observaciones

Fíjese en su estado de ánimo. La situación en que nos encontramos nos influye; la inseguridad y la tensión suelen condicionarse mutuamente, esto se refleja también en las contracciones musculares.

Resultado final

La inseguridad y las tensiones desaparecen.

Prueba de equilibrio 2: «Paracaidista»

Realización

Igual que en el ejercicio anterior, en posición normal de pie, levantar la pierna, pero esta vez hacia atrás. Inclinar la parte superior del cuerpo hacia adelante. La pierna que está detrás y la parte superior del cuerpo deben formar una línea. Mire hacia abajo e imagínese que vuela o salta en paracaídas. Se encuentra a una altura de 1.000 metros. Coloque los brazos a los lados perpendicularmente, a la altura de los hombros. Deje que su cuerpo se equilibre por sí mismo, la pierna que está en el suelo se sostiene sola. No debe tener ninguna articulación rígida. No sostenga la pierna en el suelo de forma forzada, déjese llevar por sus reflejos. Practique con ambas piernas.

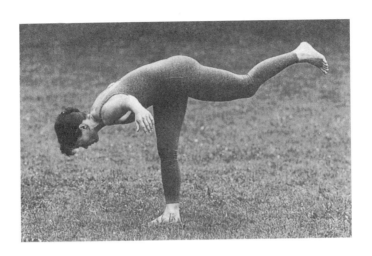

Observaciones

Fíjese atentamente. No contraiga los dedos de los pies durante el ejercicio, por supuesto tampoco las distintas zonas de la cabeza, es decir la frente, las cejas, la lengua, relaje en general todo el rostro.

Relajar

Tome nota también de la sensación en la nuca, no practique «obstinadamente».

Precaución

Si tiene una sensación de mareo realice el ejercicio brevemente.

Resultado final

Tras practicar varias veces notará una agradable sensación, seguridad con el paso de los días. Cuanta más imaginación le ponga al «vuelo» o «salto con paracaídas», más intenso será el efecto.

Prueba de equilibrio 3: «Velocista»

Realización

De pie en posición normal, llévese los dedos de las manos a los dedos de los pies, la parte superior del cuerpo y la cabeza se relajan; a la vez debe levantar una pierna. Si realiza el ejercicio correctamente sentirá la sensación de que vuelca. ¿Admite su inseguridad y su miedo a caer?

Observaciones

Realizada correctamente, esta práctica educa los reflejos. A menudo durante este ejercicio nos sujetamos inconscientemente, llevando las manos primero al suelo y después a los pies para «frenarnos», o la cabeza intenta conservar su postura general y no se relaja.

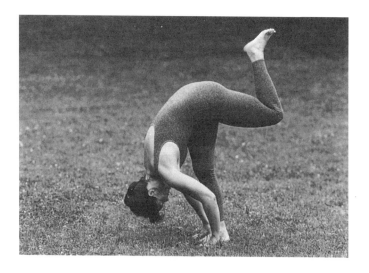

Resultado final

Si la realización es correcta se tiene una agradable sensación de volcar, se siente cosquilleo en el tórax y el estómago, y los reflejos funcionan rápidamente: no puede pasar nada, uno recupera el equilibrio inmediatamente.

Relajar, soltar

Relajarse interiormente puede significar que acepta primero su miedo y por eso sólo realiza el principio del ejercicio, por ejemplo levantar y bajar la pierna lentamente mientras la cabeza queda relajada hacia abajo.

Prueba de equilibrio 4: «Funambulismo»

Realización

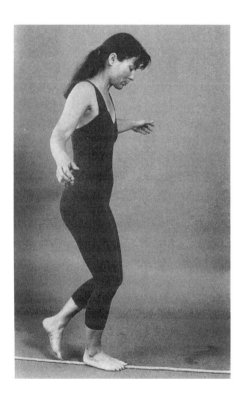

Si busca en el suelo líneas rectas bastante largas (las juntas en el parquet, las líneas de la moqueta, etc.) o coloca en el suelo un hilo o una cuerda, puede intentar andar como un funambulista. Camine primero hacia adelante, poniendo un pie delante del otro, de modo que coloque siempre el talón delante del dedo gordo del pie.

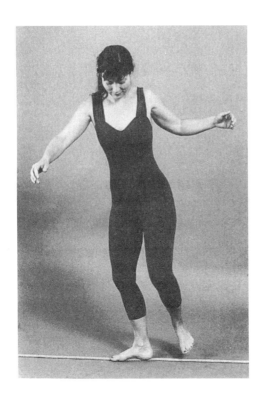

Observaciones

Concentre bien la mirada en la línea e intente no dar un mal paso. Primero hacia adelante, después hacia atrás. Al final puede cambiar de dirección con los pies, sin «caerse de la cuerda».

Resultado final

Será necesario realizar el ejercicio durante bastante tiempo hasta que los reflejos de las manos y las piernas actúen correctamente. En ese caso podrá llevar a cabo auténticas «habilidades» sobre la cuerda imaginaria y completamente distendida. Se trata sólo de una broma ya que no puede caerse. Con este ejercicio se aprende a realizar giros con todo el cuerpo sin adoptar posturas forzadas.

Relajar, soltar

Sobre todo no contraiga los dedos de los pies ni de las manos, mantener relajados también los hombros y los codos.

Prueba de equilibrio 5: «Ejercicio de caída con giro»

Realización

Colóquese sobre una colchoneta de gimnasia o una manta gruesa doblada dos veces. De pie, gire el cuerpo primero hacia la izquierda. Gire el pie izquierdo, las rodillas se doblan ligeramente, el pie derecho gira también. Finalmente gire la parte superior del cuerpo; antes de caer apóyese suavemente con la mano derecha, de forma que quede sentado sobre la colchoneta.

Luego intente realizar el ejercicio girando hacia la derecha. Tome nota de su miedo a caer.

Atención

No agarrote ninguna articulación.

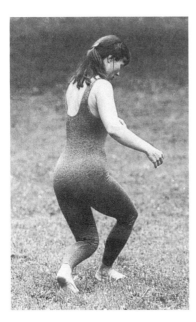 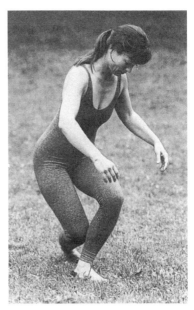

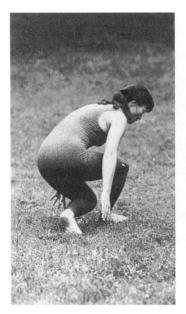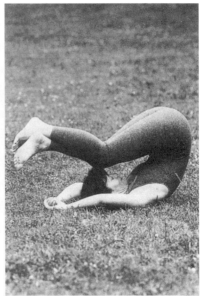

Observaciones

Cuando el giro sea circular hacia los dos lados y la caída suave, no necesitará más las manos para apoyarse. Puede dejarse caer también hacia atrás, de forma que la espalda ruede suavemente y los brazos no se apoyen.

4.8 Respiración Ayurveda

En el Ayurveda, la respiración es algo más que tomar aire y expulsarlo. La respiración, llamada Vayu en la lengua primitiva india, es un principio de movimiento vital. Lo más relevante para el propósito de este libro es que el Ayurveda distingue entre inspiración y espiración. La inspiración se denomina Udana-Vayu. *Udana* significa «abrir», «atravesar». Por tanto no sólo se trata de inspirar, sino del estado de ánimo que se crea al inspirar profundamente. Nuestro estado de ánimo se expresa en nuestros reflejos, por eso todos los movimientos ascendentes pertenecen a la Udana-Vayu, como por ejemplo la alegría y la risa, o también los gritos y los lloros, incluso el vómito. *Vayu* es el principio vital del movimiento, y también de todos los reflejos involuntarios. La relajación Ayurveda hace hincapié en la espiración, la Apana-Vayu. De nuevo, no sólo se refiere a la expulsión de aire, sino a lo que está relacionado con ella: la espiración, la excreción, la descarga, dejar que las cosas ocurran, despedirse, llevar luto por alguien y relajarse en situaciones difíciles y confiar en el principio vital. A menudo no podemos volver a respirar hasta que han pasado. Para evitar malentendidos, no se trata de un énfasis parcial de la espiración, sino en la atención que merece el principio vital con frecuencia infravalorado por nosotros. Observemos la respiración ahora por medio de unos sencillos ejercicios.

4.8.1 La inspiración

Consideramos la respiración por una parte desde el punto de vista funcional, por otra desde el punto de vista global. Mediante la inspiración tomamos oxígeno, es la parte activa. «Inspirar» nos parece positivo física y psíquicamente.

Ejercicio

Respire conscientemente de forma más profunda de lo habitual. Respire cada vez un poco más hondamente, sin brusquedad ni forzadamente. Fíjese con atención dónde percibe que tiene más aire, más «espacio libre». Al principio realice el ejercicio sólo durante unos minutos, hasta notar con claridad cómo fluye el aire tranquilamente.

4.8.2 La espiración

Con la espiración no sólo expulsamos el aire utilizado, sino que psíquicamente también podemos «resoplar».

Ejercicio

Al principio observe únicamente. Si no ayuda o interviene conscientemente, la espiración transmitirá una sensación de pasividad, al contrario que la inspiración. Una liberación, una relajación total y profunda es el resultado de una espiración prolongada y honda. No puede conseguir esa sensación a fuerza de voluntad. Es necesario para ello dejarse llevar, paciencia y un ambiente de tranquilidad.

4.8.3 La respiración con el estómago

Túmbese en un ambiente cálido sobre una manta mullida, con las manos relajadas sobre el estómago. Primero observe la respiración, después de unos minutos puede empezar a respirar poco a poco más hondamente. Fíjese en los distintos efectos de una inspiración y una espiración profundas. La respiración con el estómago es positiva para la circulación abdominal. La espiración en la respiración con el estómago reduce las contracciones en general. Muchas mujeres ejercitan la respiración con el estómago para calmar las molestias en el bajo vientre. (Véase el capítulo 3, «La pared abdominal».)

4.8.4 La respiración pectoral

A muchas personas les resulta difícil al principio respirar pectoralmente con fuerza. Si presta atención a su respiración, logrará una mayor sensibilidad. Con el tiempo le resultará fácil concentrarse en la respiración durante largo tiempo. La respiración pectoral favorece la circulación en los pulmones y el corazón. La inspiración pectoral da vida. Si la nota hasta las clavículas percibirá una sensación de seguridad en sí mismo. Con ello se pueden reducir las opresiones en esta zona. (Véase el capítulo 3, «El torax y el esternón».)

4.8.5 La doble respiración

Una respiración de igual intensidad en la zona pectoral y en el estómago es ideal no sólo desde el punto de vista funcional, sino que desde el punto de vista psíquico también se puede estimular una mayor amplitud de miras.

4.8.6 Posibilidades de combinación

Existe la posibilidad de combinar tres maneras diferentes de respirar con tres procesos distintos de respiración:

- La respiración con el estómago uniforme.
- La respiración con el estómago con inspiración más intensa.
- La respiración con el estómago con espiración más intensa.
- La respiración pectoral uniforme.
- La respiración pectoral con inspiración más intensa.
- La respiración pectoral con espiración más intensa.
- La doble respiración uniforme.
- La doble respiración con inspiración más intensa.
- La doble respiración con espiración más intensa.

No olvide tomarse suficiente tiempo antes de cada ejercicio de respiración para observarla atentamente y comprobar cuál es la parte consciente y cuál la inconsciente de la respiración. Es importante mantener la tranquilidad y la paciencia al respirar.

Observaciones

Intente olvidar, por un momento, todos los conceptos sobre técnicas de respiración que haya aprendido hasta la fecha, para de este modo probar otras combinaciones posibles sin influencias. Atenta y pacientemente vaya soltando las contracciones musculares que se manifiesten repetidamente.

Atención

No realice los ejercicios si le pesa la cabeza, no fuerce la frente ni los ojos.

Los yogis, por ejemplo, han hecho de la respiración un verdadero arte, llamado Pranayama. Ellos combinan el conocimiento del Ayurveda sobre los ritmos del sol y la luna hasta tener en cuenta las más mínimas indicaciones de la mucosa nasal en las técnicas de respiración. En el próximo capítulo me ocuparé más detenidamente del sistema de sol y luna, ahora sólo quiero mencionarlo. Por signos de sol se entienden las sensaciones que van desde la actividad hasta el exceso de calor, es decir: calidez, calor, sequedad, rozamiento, pequeños pinchazos o pitidos al respirar. Si estamos predispuestos interiormente a la actividad, notamos la corriente de aire en especial en la parte derecha de la nariz. Los signos de luna son la expresión de que el cuerpo se encuentra sosegado en su interior, se refiere a la frescura, la humedad ligera, una agradable tersura. Si estamos predispuestos interiormente a la pasividad, notamos la corriente de aire en especial en la parte izquierda de la nariz. La respiración ideal se describe con sensaciones como la que produce un paseo matinal en primavera, la respiración fluye suave pero profundamente, en ninguna zona se siente estrés o brusquedad. El aire no entra y sale de forma superficial, sino que tiene consistencia. No hay que aprenderse todo esto de memoria, ya que no se trata de un esquema rígido. En las personas zurdas, por ejemplo, el proceso puede transcurrir al revés. Simplemente desvíe de vez en cuando la atención hacia la sensación que tenga en la nariz, y compárela con su predisposición actual. Si va comparando, a largo plazo puede que desarrolle una nueva sensibilidad hacia ello.

4.8.7 Respiración al andar

Intente de vez en cuando comparar el ritmo de su forma de andar con el ritmo de su respiración. Al cabo de un tiempo encontrará su propio ritmo sincronizando la forma de andar y la respiración, es decir, cuando el número de pasos coincida con el número de veces que respira. Comprobará que en un estado de estrés, éste no es el caso. Una buena señal es que la respiración se vuelva más profunda por sí misma. Si la longitud de los pasos, el ritmo al andar o al correr están sincronizados con el ritmo de la respiración y del corazón, se percibirá la sensación de que «marcha bien».

4.8.8 Postura, respiración, imagen

Tras un largo período de realización de ejercicios puede intentar combinar la respiración con imágenes visuales o sonoras en diferentes posturas.

He aquí un par de consejos en particular: resulta muy efectivo combinar las imágenes con procesos físicos y psíquicos reales. Inspirar es un proceso activo, al cual le corresponden imágenes como por ejemplo «seguridad en uno mismo», «ganas de salir», «ligereza», «nube», etc. Al acto de espirar como proceso pasivo se pueden asociar palabras o imágenes como «descarga» o «dejar caer» y «gravedad». También es importante elegir bien las palabras: «egocentrismo» en la inspiración y «sus cualidades» en la espiración. Por ejemplo, la fórmula «yo soy» en la inspiración y «muy pesado» en la espiración. Además es importante combinar la postura física y la respiración con el estado de ánimo interior y las circunstancias externas. Preste especial atención a que ni la respiración ni la imagen sean mecánicas; intente que la transición de inspiración a espiración y de espiración a inspiración no sea brusca, sino con breves y agradables pausas.

4.9 Ejercicios por parejas

Introducción: convergen dos ritmos

En todos los ejercicios con pareja lo principal es la «interacción». Los ritmos interiores de ambas personas se encuentran. Esto significa que en los ejercicios se comunican y se intercambian la respiración, la circulación e inconscientemente también los demás ritmos interiores. Por eso no debería prestarse demasiada atención al rendimiento sino a la aceptación mutua de los límites de ese rendimiento.

Es decir, es necesaria la empatía y ésta se puede ejercitar. Si nos damos tiempo mutuamente, el compañero adquiere confianza, los ritmos internos siguen el movimiento. El estrés o la impaciencia con uno mismo o con el otro producen el efecto contrario.

Atención

Fíjese de vez en cuando, sin forzarlo, en las contracciones musculares. Hable con su compañero o compañera. ¿Se aceptan el uno al otro?

Ejercicio por parejas 1: «Inclinación»

Realización

Una persona de pie inclina la parte superior del cuerpo lentamente hacia abajo. La otra persona se encuentra a su lado y apoya una mano en la zona del sacro y coloca la otra mano en la columna vertebral (entre los omóplatos). Con una presión cada vez mayor ayuda a la realización del movimiento de la parte superior del cuerpo del compañero.

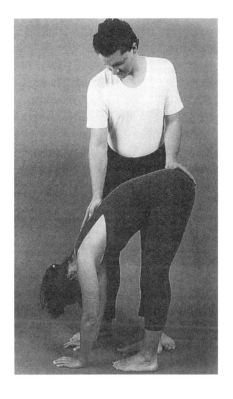

Observaciones

El/la que realiza el ejercicio debe sentir estabilidad en la zona de las rodillas pero sin estar rígido. En la parte posterior de las piernas, especialmente en la zona trasera de las rodillas, sentirá un tirón doloroso, relaje la zona con una profunda espiración. No practique de forma brusca, no fuerce nada.

Relajar

Relaje la pelvis de forma que note un agradable crujido en las articulaciones de la misma, relaje el abdomen. Respire tranquila y profundamente con el estómago.

Resultado final

El tirón debe ir en aumento poco a poco. Cuando ya se ha adquirido experiencia, se consigue una agradable sensación de expansión y liberación interior.

Ejercicio por parejas 2: «Descarga de la zona de los hombros»

Realización

Antes o después de los ejercicios sentados pueden ayudarse mutuamente a relajar la zona de los hombros y la espalda. Si se encuentra detrás de su compañero debería comenzar con la zona de los hombros. Presione con las dos palmas de las manos suavemente desde la base del cuello en dirección a los hombros. Presionar durante la espiración, incorporarse durante la inspiración, lentamente, al ritmo de la respiración. Mover hacia afuera centímetro a centímetro. Después volver a empezar desde dentro y repetirlo todo tres o cuatro veces.

Observaciones

Se trata realmente de un arte conseguir presionar con las palmas de las manos suavemente y dejando los dedos relajados, para ello es necesaria mucha práctica. Pregúntele a su compañero cuánto debe presionar exactamente.

Atención

No debe haber rigidez o dureza alguna en los dedos, los codos ni los hombros.

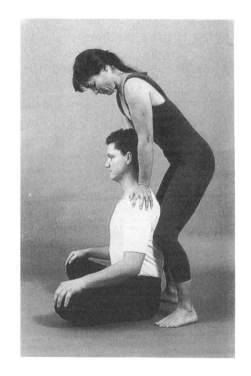

Resultado final

Cuando la presión es la idónea, la respiración varía, su compañero/a exteriorizará la agradable sensación de descarga.

Ejercicio por parejas 3: «Relajar la espalda»

Realización

La pareja puede realizar el ejercicio sentada en cualquier postura en la que la parte superior del cuerpo se incline hacia adelante. Se colocan uno detrás del otro y presionan con las palmas de las manos suavemente la columna vertebral a la derecha y a la izquierda de arriba abajo, pero no a la vez sino alternando: izquierda, derecha, izquierda, derecha. Con cada presión se desplaza la mano aproximadamente un centímetro hacia abajo, de forma que poco a poco se traba-

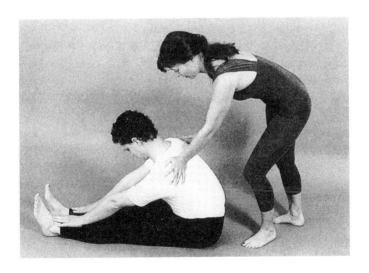

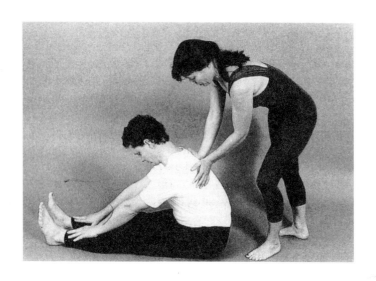

je toda la espalda de arriba abajo balanceándose suavemente.

Observaciones

A pesar del esfuerzo realizado, los dedos tienen un papel tan pasivo que se relajan completamente.

Atención

No proceda bruscamente bajo ninguna circunstancia. Todas las articulaciones deben estar relajadas.

Relajar

Su respiración debe fluir sin obstáculos, si nota que es entrecortada o demasiado superficial, abra la boca, inspire y espire profundamente y relájese interiormente.

Ejercicio por parejas 4: «El columpio»

Realización

Los dos miembros de la pareja se sientan uno frente al otro, ambos con la pierna derecha estirada y la izquierda doblada. El pie izquierdo de cada uno roza la rodilla derecha del de enfrente. Dense las manos de forma que se toquen las palmas completamente, los dedos no deben sujetarse con demasiada fuerza. Estire ahora lentamente o deje que tiren de usted. Comience con ligeros movimientos y vaya ampliándolos como en un columpio.

Observaciones

Si tiene confianza puede cerrar los ojos y visualizar la situación.
 Variaciones: puede intentar realizar este ejercicio en pareja también con las piernas abiertas.

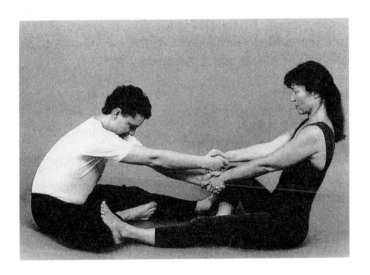

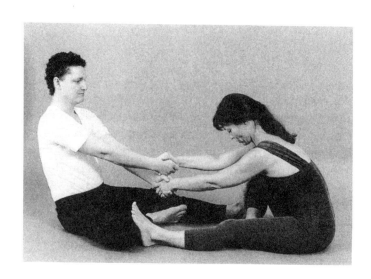

Resultado final

Al final ambos se dejan llevar cada vez más interiormente, a pesar del ligero dolor que causa el estiramiento, los descansos en el columpio se hacen más largos, las imágenes de la infancia (por ejemplo, en una feria o un parque infantil) refuerzan la agradable sensación de columpiarse.

Ejercicio por parejas 5: «Estiramiento de la espalda»

Realización

Siéntese con las piernas estiradas y extienda los brazos hacia adelante. El compañero coloca la palma de la mano en la pelvis, la otra entre los omóplatos. Los dedos en la pelvis miran hacia abajo, los de los omóplatos hacia arriba. El que está de pie ayuda con una ligera presión y estiramiento a que el compañero sentado doble la espalda.

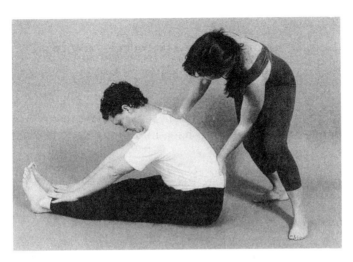

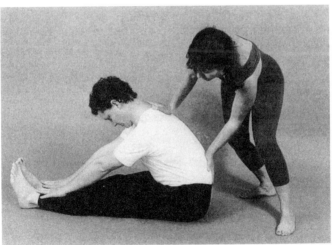

Observaciones

Si no procedemos de una forma mecánica, la persona que dobla la espalda sentirá cuándo debe parar.

Variaciones

Los dedos de los pies pueden estar estirados o encogidos.

Resultado final

La columna vertebral transmite la sensación de que se vuelve más larga. La respiración se hace más profunda, crecemos en nuestro interior.

Ejercicio por parejas 6: «Respaldo»

Realización

Siéntense sobre una manta blanda, espalda contra espalda. Apoyarse sólo ligeramente y esperar. Después de unos breves minutos, realizar el movimiento con la columna vertebral del ejercicio «sentado en el suelo con las piernas cruzadas».

Observaciones

Adaptar el movimiento al del compañero.

Resultado final

En la realización ideal de este ejercicio, ambos movimientos y respiraciones coinciden.

Ejercicio por parejas 7: «Mecer la cabeza»

Realización

Para realizar este ejercicio es necesario un ambiente tranquilo, se debe evitar cualquier tipo de estrés. La pareja está tumbada sobre una manta mullida en una sala cálida y debe dejar

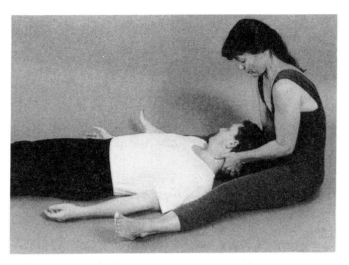

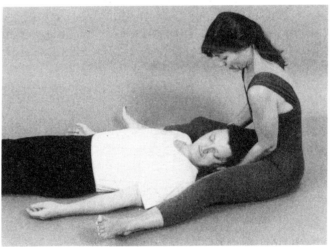

que todo ocurra de una forma muy fluida. El compañero activo se sienta cómodamente y toma la cabeza del pasivo entre
sus manos. Levantar entonces la cabeza del suelo y moverla
de un lado a otro suavemente como si estuviera en una cuna.

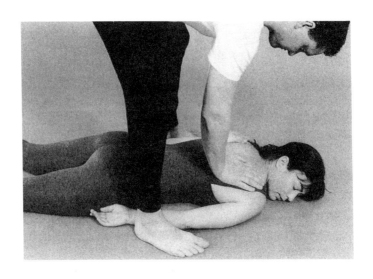

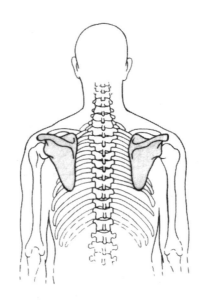

Presión con ambas palmas de las manos sobre los omóplatos

Observaciones

Tras mucha práctica, el compañero pasivo puede adaptar su respiración al movimiento de la cabeza: o inspirar hacia un lado y espirar hacia el otro, o inspirar, espirar hacia el otro lado, inspirar hacia el centro, etc.

Resultado final

Con mucha tranquilidad y algo de sensibilidad se consigue una sensación de agradable armonía en la cabeza.

Ejercicio por parejas 8: «Estabilizar»

Realización

Lo ideal es que el compañero esté tumbado sobre el suelo boca abajo, con la parte superior del cuerpo descubierta o una camisa ligera, de forma que la estructura de los huesos de los omóplatos, del sacro y del coxis puedan palparse claramente. Presio-

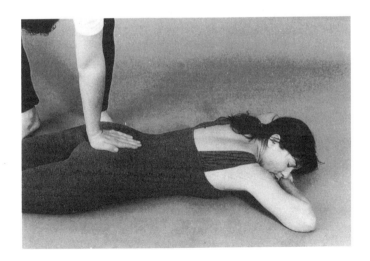

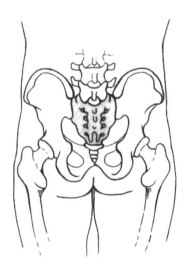

Presión con una mano sobre el sacro

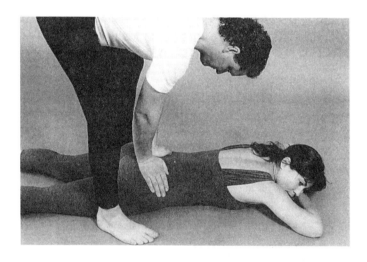

ne ligeramente con las palmas de las manos las distintas zonas de los huesos y acuerde con su compañero cuál es la presión ideal. Puede ejercer una presión constante o masajear de dentro

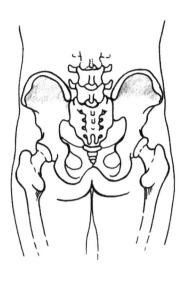

Presión con ambas manos sobre el coxis

hacia afuera. En caso de rozamiento excesivo, utilice algo de aceite. Si la realización es correcta, a la mayoría de las personas les gusta una presión bastante fuerte o un masaje de unos minutos.

Atención

No presione nunca bruscamente. Cuidado con la rigidez, sobre todo en los codos y en las articulaciones de las manos.

Observaciones

Se trata realmente de un arte conseguir presionar suavemente con las palmas de las manos (incluida la parte central de la palma), y a la vez fuerte y agradablemente, y no obstante dejar los dedos completamente relajados. También aquí hace falta práctica.

Resultado final

Si se lleva a cabo un masaje prolongado, con las palmas de las manos y suave, una vez acabado el ejercicio el compañero puede notar al sentarse una maravillosa sensación de «respaldo».

4.10 Toma de conciencia de los ritmos en el sistema Ayurveda

Tras una práctica prolongada se adquiere una sensibilidad especial para distinguir los matices entre la respiración y la circulación. Como seres de sangre caliente, los hombres necesitan su propio «sistema de refrigeración» con diferentes «indicadores». Los más sencillos son las contracciones externas en el comportamiento, que nos señalan la relación entre el «sol» y la «luna», es decir, si se dispone de una refrigeración como contrapeso a un calentamiento.

Las «doce frías» son la frente, las mucosas de los ojos, la mucosa nasal y la lengua, donde se pueden registrar los tres diferentes «signos de la luna»: tranquilidad, gravedad y suavidad. Éstas favorecen la sensación de frescura, de ellas viven nuestras mucosas. (La intranquilidad, la ligereza y la dureza favorecen el calor, que si es prolongado daña nuestras mucosas.) En un estado ideal se manifiestan en las cuatro zonas las tres características de la frescura: la tranquilidad, la gravedad y la suavidad. Visto así, se pueden registrar en total doce señales en la cabeza.

Déjenme explicar brevemente el concepto de «gravedad»: con ello no me refiero a una «cabeza pesada» sino a todo lo contrario. La cubierta del cerebro se estira ligeramente hacia arriba, pero la cabeza no está vacía, no está como «aspirada», sino saciada, satisfecha. Por «gravedad» se entiende la sensación en las mucosas de que la respiración tiene peso. Es como lo que sentimos en primavera cuando andamos sobre un campo de flores o cuando estamos relajados, que el aire es agradablemente tan «fresco como el agua». La gravedad en la lengua significa que la lengua está completamente distendida y descansa con todo su peso sobre el maxilar inferior. Podríamos hablar, pero quizá no tenemos ganas de hacerlo.

Intente ahora «descubrir» su estado de ánimo en este momento por medio de la siguiente tabla, marcando una cruz en las casillas correspondientes: ¿domina el calor/la actividad o la frescura/pasividad?

	«Signos de luna»			«Signos de sol»		
	Tranquilo	Pesado	Suave	Intranquilo	Ligero	Duro
Frente						
Ojos						
Mucosa nasal						
Lengua						

5
Las relaciones psicosomáticas especiales

5.1 Introducción

Hoy en día el concepto de «ciencia psicosomática» todavía tiene connotaciones negativas para muchas personas. Incluso en el diccionario de extranjerismos se define la palabra como «ciencia que trata los procedimientos anímicos que provocan la aparición y el desarrollo de enfermedades físicas». Sin embargo, hace tiempo que la ciencia psicosómatica ha adquirido un significado más amplio, en el sentido de «todo lo relativo a los procesos físicos y anímicos». Por un lado, *psique* se traduce como «alma, vida del alma» y «ser, personalidad». Por otro lado, la palabra griega *soma* significa «cuerpo». Según el diccionario etimológico de la lengua alemana, *seele* (alma) procede de la palabra *see* (lago). El significado básico es «lo perteneciente al lago», puesto que según la creencia teutónica, y no sólo según ésta, las almas de los nonatos y de los muertos vivían en el agua. El contenido actual de la palabra está muy influenciado por el cristianismo.

La ciencia psicosomática no sólo trata la interacción entre cuerpo y alma, sino también de los procesos físico-espirituales. Nuestro conocimiento actual de cuerpo, espíritu y alma está influenciado por nuestra sociedad orientada a la tecnología. Lo material, el cuerpo, se puede medir y utilizar. Incluso la actividad del cerebro, el portador del «espíritu», se investiga en detalle y cada vez con más rapidez. Por el contrario, los sentimientos como la alegría y la tristeza son reales pero no tangibles o susceptibles de ser medidos. La relación entre cuerpo, espíritu y alma se hace evidente por ejemplo en las enfermedades del corazón. Según la opinión que predomina en la actualidad, el ataque al corazón es una consecuencia de la arteriosclerosis, que a su vez puede derivar de valores demasiado altos de colesterol y de un comportamiento individual erróneo, como las comidas grasas, la actividad sedentaria o el fumar. Ésta es la cara material y susceptible de ser medida; la otra cara de la moneda, que no se puede medir, obtiene cada vez más reconocimiento.

> «En el conocimiento popular, por ejemplo, el corazón es o era el centro del amor, la pasión y el odio. La idea de que el ataque al corazón pudiera estar relacionado con la falta de amor o la incapacidad de amar, podría parecerle absurda a un científico que durante años se haya dedicado únicamente a investigar los múltiples problemas relacionados con el colesterol y su relación con los ataques al corazón. Sin embargo, ya no es tan absurda si se conocen los resultados de las investigaciones más recientes. Según estos estudios, el odio que no han podido superar y con el que viven inconscientemente las personas-A proclives a sufrir un ataque al corazón es el veneno fisiológico real que desencadena los cambios fisiológicos decisivos, que finalmente provocan el ataque al corazón.»

Friczewski, F.
Protocolo del simposio *Salud responsable*

Nuevamente vemos que la lengua apoya esta tesis si tenemos en cuenta los modismos que contiene la palabra «corazón». He aquí algunos ejemplos: «de todo corazón», «partir el corazón», «encogerse el corazón» y «con todo el corazón».

Los yoguis y budistas recomiendan desde hace siglos liberar el odio. La ciencia moderna coincide en muchos puntos con la sabiduría antigua oriental. Quizá la regla básica para el amor consista en aceptar moralmente y sin condiciones al otro en su apariencia físico-espiritual, sin tener en cuenta las relaciones humanas.

Sea lo que sea lo que ustedes entiendan por alma, incluso los altos cargos directivos sin escrúpulos, como por ejemplo Kenneth Cooper (inventor del aeróbic), se han dado cuenta de que para las personas es importante sentirse bien. ¿Puede funcionar sin relaciones interhumanas? Su programa «Wellness» se ha implantado también en nuestros parques de salud, donde todavía «se hace demasiado *footing* como medida preventiva para la salud». Incluso Cooper opina que «se puede exagerar en las buenas intenciones». Parece ser que en nuestra sociedad industrial prevalezca el hambre hacia las relaciones interhumanas sobre el entrenamiento físico. No se puede aliviar el cuerpo y el alma sólo con movimiento físico, hay que realizar también un esfuerzo interior.

Incluso las dieciocho contracciones musculares se pueden considerar desde un punto de vista psicosomático: normalmente protegen al ser humano en la estructura tendinosa y muscular. Partiendo de los dedos de la mano y de los pies sus movimientos son reflejos, es decir, sin pensárselo por ejemplo retira el dedo del fogón. El hombre no puede defenderse directamente contra los ataques psíquicos. No obstante, los órganos más importantes reaccionan ante ellos cambiando su ritmo. Reaccionamos consciente o inconscientemente. Cuando se para la respiración, cuando nos da un vuelco el corazón, cuando se encoge el estómago o tenemos piel de gallina, es una señal de que algo nos afecta interiormente. La percepción es muy sensible. Un pequeño cambio en nuestra postura influye en nuestra vida interior. La postura de la cabeza influye por ejemplo en el pulso, el tórax en la respiración y ésta a su vez en la actividad del estómago y del intestino hasta incluso en el cambio hormonal.

5.2 Imaginación y realidad

Opino que básicamente existen dos clases de imaginación y realidad, la real y la irreal respectivamente. Por imaginación real entiendo cosas realizables. Por ejemplo, me imagino que el año que viene me voy de vacaciones a un sitio bonito. Consecuentemente administraré mi dinero. Por imaginación irreal entiendo todas las cosas irrealizables. El ser humano es capaz de imaginarse todo tipo de cosas, y eso es bueno. Lo importante es que a largo plazo se cree una relación con la realidad, si no son «disparates». Se trata de continuos traspasos de la realidad «real» y a la «irreal» y viceversa. Real no es sólo lo tangible, desde un punto de vista psicosomático, también lo es nuestros pensamientos y sentimientos. Denomino realidad irreal al contenido de los sueños diurnos y nocturnos, es decir, en mi mundo conceptual la imaginación es un proceso reflexivo, la realidad real son los hechos. De esta manera también es un hecho que sueño. En los sueños los sucesos son reales, puesto que nuestra imaginación influye en las acciones reales y viceversa. (No obstante, tengan en cuenta cómo disminuye su percepción hacia el entorno según el nivel de concentración lingüística.) (Véase capítulo 9.6.)

Para que no pierdan toda su paciencia con la parte teórica, les ruego que me acompañen a un breve viaje fantástico en forma de sueño diurno:

Ejercicio «breve viaje fantástico»

Pónganse cómodos con los ojos abiertos. Intenten recordar buenos tiempos, paso a paso retrocedan al pasado, mes por mes, año por año. Repasen con toda tranquilidad los períodos de su vida que se le ocurran en este momento –como si leyeran un diario o miraran un álbum de fotos, de vuelta a la adolescencia, de vuelta a la infancia–. ¿Qué se imaginaban de niños?

Si quieren, pueden interrumpir su lectura. Cierren los ojos

y dense tiempo para revivir los recuerdos. La fantasía puede llegar a todo su esplendor, sobre todo si se concentran en los recuerdos bonitos sin suprimir los malos, denles vía libre. Recuerden las experiencias irisadas, calientes y revoltosas ¿Cómo ha ido evolucionando su imaginación desde su infancia y adolescencia? ¿Qué se ha convertido en realidad? Desarrollen su imaginación a su propio ritmo en dirección hacia el futuro. Desarrollen al final objetivos reales. Cada aspiración, cada momento nos puede alegrar siempre que tengamos ganas de respirar y de sentirnos vivos. Experimenten la seguridad al aspirar y el alivio al espirar. Con un poco de ejercicio también se consigue en momentos difíciles.

5.3 Los nervios: no son una calle de dirección única

No me quiero hacer pesado, pero ¿son ustedes un «manojo de nervios»? Con esta expresión negativa se describe a las personas que, por la razón que sea, normalmente están irritadas. De hecho, nuestro cuerpo está tan lleno de nervios, que al contemplar por primera vez la figura que representa el sistema nervioso en el Museo Alemán (Deutsche Museum) de Munich, me pregunté intuitivamente: con todo esto ¿dónde caben los vasos sanguíneos y todos los órganos interiores? Hace poco, en la ciencia de la medicina predominaba la opinión de que en el cuerpo humano existían jerarquías bien definidas: el cerebro como central de órdenes, los nervios como sistema que ejecuta y transmite las órdenes. Hoy sabemos que los nervios no son una calle de dirección única. Aunque el cerebro transmita los estímulos a las diferentes áreas, se produce simultáneamente una respuesta, estímulos muy diferentes del sistema nervioso y hormonal vuelven al cerebro. Este hecho se conoce desde hace algunas décadas y entretanto se ha investigado minuciosamente. En terminología científica se expresa de la siguiente manera:

«He expresado la opinión de que la interacción entre la conciencia y el cerebro depende de las órdenes estructurales emitidas por las neuronas cerebrales en los módulos, que así han definido las investigaciones anatómicas y fisiológicas. Considero que cada módulo dispone de una dinámica interior intensiva y muy versátil. Se trata de "una vida propia" que se basa en la interacción de sus miles y miles de elementos neuronales.»

«Mannheimer Forum» 77/78,
Boehringer Mannheim GmbH, pág. 60

5.4 La democracia en las personas

Cada persona puede, como en un estado, vivir consigo misma de manera democrática o dictatorial, con todas sus consecuencias. Quien se someta al dictado de «la voluntad de hierro» y no tenga en cuenta sus sentimientos no llegará muy lejos, el «subconsciente» llama rápidamente a la puerta.

«Claro que ya hace tiempo que sabemos que el cerebro está estrechamente unido con el resto del cuerpo. Los conductos del sistema nervioso sensitivo, motor y autónomo se ocupan de que haya un intercambio continuo de información. En este caso se habla de una transmisión de la información seca, puesto que los mensajes se codifican en señales eléctricas y no se transmiten mediante los líquidos corporales.»

«Mannheimer Forum» 92/93, pág. 14

«Hace tiempo que también conocemos la comunicación mojada, junto con la seca. Por ello entendemos el intercambio de información a través de las hormonas.»

«Mannheimer Forum» 92/93, pág. 18

El cerebro y los órganos internos liberan las hormonas en nuestros vasos sanguíneos. Este «canal de agua» es nuestra segunda red de información. Nos lo podemos imaginar de la siguiente manera: nuestro cerebro y el sistema nervioso vegetativo en la columna vertebral, con todas sus bifurcaciones hasta el dedo pequeño del pie, es como la red telefónica. Nuestro sistema circulatorio es el canal de agua de la comunicación, las miles de hormonas diferentes son los carteros «con bicicleta o con el furgón de correos» o, mejor dicho, con canoa y lancha. De esta manera se intercambian cantidades inimaginables de información y a una velocidad increíble y se transmiten consciente o inconscientemente en el cerebro. En nuestro organismo no existe ninguna dictadura. Cuando reina nuestra voluntad a expensas del cuerpo y del alma, recibiremos una factura por carta certificada. Ahora, quizá puedan imaginarse mejor la interacción entre cuerpo, espíritu y alma. El cuerpo emite señales lingüísticas y lógicas. El cuerpo y el alma las emiten de manera sensitiva e ilógica. En este sentido, controlar el cuerpo es imposible.

5.5 Breve fisiología cerebral

Como ya hemos mencionado antes, nuestra vida consiste principalmente en una interacción rítmica entre activo y pasivo. Este tipo de percepción juega un papel muy importante. En el cerebro se refleja esta interacción. El hemisferio izquierdo del cerebro se encarga del pensamiento lógico, del intelecto, mientras que el derecho «sólo» se puede acordar de sensaciones, pero no las puede describir; se ocupa de la intuición, de manera que sólo una parte de nuestro cerebro es lógica. Asimismo, nuestras «hormonas sensitivas» sólo proceden parcialmente del cerebro, por ejemplo la molécula-CRF que se ha descubierto recientemente. Ésta es capaz de desencadenar toda una gama de sensaciones. Según los últimos resultados de algunas investigaciones, parece ser que una palabra errónea o un pensamiento malo bastan para activar las hormonas respectivas (por ejemplo CRF), que nos provocan el estrés. Los pensamientos, deseos y miedos relacionados con nuestra salud pueden influir decisivamente en nuestro estado físico-espiritual y anímico. La idea de que salud equivale a «orden» y enfermedad a «desorden» permanece tenaz, aunque sea errónea. Más bien se podría definir la salud como un continuo vaivén del «orden» al «desorden». Cuando en nuestro interior un ritmo endógeno se vuelve cada vez más rígido, de hecho estaremos igual de enfermos (por ejemplo en el caso de la osteoporosis) que cuando reina el desorden en nuestro interior. La enfermedad puede surgir tanto por «un orden paralizado» como por un «caos incontrolado». La flexibilidad y la estabilidad evitan ambas situaciones. Un requisito previo para ello es la comunicación libre entre ambos hemisferios, el izquierdo ha de poder pensar y el derecho ha de poder sentir. Los ritmos del sol y de la luna deben poder oscilar juntos. No podemos influenciar directamente los ritmos internos (endógenos) que tienen lugar en esta interacción. Sin embargo, entretanto ya se ha demostrado que nuestros pensamientos y opiniones pueden repercutir en ello: los pensamientos positivos pueden facilitarnos la vida, siempre que no se contradigan totalmente con la realidad.

Pueden observar bien la interacción de los ritmos internos, por ejemplo con la ayuda de la respiración. A lo largo del día y de la noche el flujo de aire cambia de lado. Los efectos recíprocos son complejos y se solapan. A través del centro de respiración se dirige la respiración al lado derecho en caso de actividad interna, y en caso de pasividad al lado izquierdo.

Ejercicio «cambio atómico»

Tápese primero el lado izquierdo de la nariz presionado ligeramente la ventana desde el exterior con la yema del dedo. Aspire y respire así algunas veces y después cambie de lado. ¿Qué lado de la nariz dirige la respiración? Su propia observación es decisiva (por ejemplo, en el caso de los zurdos puede estar invertido).

La observación de los ritmos internos se ha perfeccionado mucho en el yoga. Para la relajación Ayurveda es suficiente saber que la actividad nos puede calentar; la respiración tendrá la función de barómetro.

Los dos hemisferios
del cerebro humano

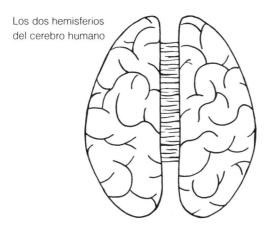

Las funciones de los hemisferios

El hemisferio izquierdo controla la parte derecha del cuerpo	El hemisferio derecho controla la parte izquierda del cuerpo
«Lógico»	«Ilógico»
Pensamiento analítico	Pensamiento general
Habla	Imágenes interiores
Escritura	Sueños
Cálculo	Imaginación
Centro lingüístico	Orientación
Vigilia	Sueño
Actividad	Pasividad
Orientación a un objetivo	Ingestión de alimentos/digestión
Atención	Relajación/crecimiento
Miedo y alegría	Afecto/aversión

En términos sencillos podríamos decir que el hemisferio izquierdo está más orientado al trabajo y el derecho al ocio. La respiración y las señales de las contracciones musculares son las formas de expresión de nuestro cuerpo. Curiosamente el Ayurveda ha desarrollado con el «sistema-sol-luna» un sistema dual parecido, que trataremos a continuación.

5.6 Sistema-sol-luna de Ayurveda

«Parte solar»	«Parte lunar»
Activo	Pasivo
Día	Noche
Claro	Oscuro
Rápido	Lento
Caliente	Frío
Seco	Húmedo
Picante	Dulce
Ligero	Pesado
Estar de pie	Estar sentado/tumbado
Concentración	Meditación
Despierto	Dormido
Respiración parte derecha de la nariz	Respiración parte izquierda de la nariz

Esta lista de señales de actividad y pasividad se podría ampliar de manera infinita. Es una prueba de que tienen la posibilidad de comprobar con la ayuda de las señales subjetivas si se encuentran en una situación de equilibrio y en qué medida. Se enferma cuando la interacción entre activo y pasivo se rompe en una o más partes. Con la edad ocurre como proceso natural y se anticipa con el estrés continuado interior o exterior. Todos tenemos la posibilidad de intervenir en la interacción entre actividad y pasividad, pero los ritmos internos son «libres», es decir, tienen su propia vida y sólo podemos influenciarlos más o menos de manera indirecta. Los siguientes ejemplos fáciles se lo aclararán. La alimentación tiene repercusiones indirectas o directas, que son más o menos parecidas para todas las personas. Seguramente a nadie le habrá relajado el hecho de comerse una guindilla, y por el contrario, nadie se habrá puesto nervioso por comerse una tarta de nata. En el caso de las influencias psíquicas las posibilidades de reacción son más versátiles. En una conversación, por ejemplo, las personas reaccionan de maneras muy diferentes, algunos se excitan, otros se callan. El tipo de comportamiento y las señales corporales de las contracciones musculares son como la escala de medición del «Código-sol-luna». La parte solar es el sistema de calentamiento, la parte lunar el sistema de refrigeración. Si funciona la interacción, se goza de salud. En caso de un exceso de calor existe la amenaza de caos o agotamiento total o de inmovilidad interior. El estrés de todo tipo vacía la memoria de la actividad (por ejemplo, noradrenalina y dopamina). La persona sobrepasa de esta manera el nivel de calor adecuado. Algunas señales para ello son el insomnio, la falta de apetito, la falta de descanso. Si a largo plazo no se les presta atención se produce un «cortocircuito». Algunas consecuencias del exceso de calor son los ataques apopléticos y los ataques al corazón; otras, las depresiones. Un exceso de refrigeración, es decir, que la pasividad sea la parte dominante, no suele ocurrir mucho en nuestras sociedades. Las enfermedades aparentemente «lunares», como la somnolencia o la adiposidad son, en mi opinión, también consecuencias del exceso de calor. Cuando una persona ya no tiene energías, se encuentra en un estado de apatía y de letargo. En un caso extremo, tiene la sensación de que hace demasiado poco, aunque en su interior se halle en un estado de tensión continuo. El hemisferio izquierdo del cerebro convence al hemisferio mudo derecho. Instintivamente reaccionaríamos muchas veces de otra manera, pero la razón no nos deja. La actividad, trabajar, tirar y aflojar en el momento oportuno es un arte de nuestra civilización. Se le puede exigir añadiendo más peso en la «parte lunar» de la «báscula hormonal».

Ejercicio «balance de tiempo»

Si tiene ganas puede elaborar un balance personal de tiempo, por ejemplo de toda una semana. No tiene que reflejar en él todas las horas. Se trata de que obtenga una visión general de dónde invierte, en el «sol» o en la «luna». La parte «solar» abarca por ejemplo: madrugar o acostarse tarde, andar rápido, comidas picantes, discusiones, estrés de todo tipo, competencia, todo lo claro y ruidoso, trabajar continuamente con el ordenador, mirar la tele con volumen alto, encuentros fugaces. La parte «lunar» contiene: levantarse tarde o acostarse pronto, comidas y bebidas ligeras, una cabeza fría, todo lo refrescante y relajante, movimientos lentos en su debido momento, solidaridad, intermedios oportunos, sueño profundo y sueños bonitos.

En la página siguiente encontrará una lista que presenta un posible balance de tiempo.

Esta lista es sólo un pequeño resumen para motivarle a que siga el ejemplo. Al observarse, deje vía libre a su fantasía. El resultado podría ser su cálculo de costes y beneficios privado, como una cuenta que hace consigo mismo, siguiendo el lema: «Dónde se ha quedado». Refiriéndonos al tiempo. Quizás encuentre «huecos», inversiones de tiempo que no valgan la pena. Una de las afirmaciones más conocidas de Heinrich Böll es: «¡Sólo me he permitido un lujo en mi vida: tiempo!».

La relajación Ayurveda se fija como principal objetivo el hecho de enfrentarse a los propios hábitos.

	Efecto solar	Efecto lunar
Lunes	Hacer *footing* después de levantarse Discusión con colega S.	Sueño tranquilo Buen desayuno Planificación creativa de la semana Tarde exitosa Tiempo libre con un buen libro Sueño profundo
Martes	Levantarse rápidamente Ejercicios de estiramiento Correr al trabajo Comida rápida Discusión fuerte con K.	Soñar con las vacaciones Pausas largas y dulces para tomar café Sauna y masaje suave con aceite Ejercicios para la espalda Desayuno copioso
Miércoles	Sueño corto Muchas llamadas de teléfono Ordenador bloqueado Pausa corta para comer Vuelta a casa rápida Garganta seca Nuca tensa Película de suspense	Cena larga Paseo antes de ir a dormir Un buen libro Charla distendida con unos amigos

Aumentamos las señales del sol con cada movimiento rápido, con todas las estimulaciones, lo picante, claro y ruidoso, pero sobre todo con la agresividad y la corrosión. Las estimulaciones pueden revivirnos, siempre y cuando se compaginen con noches relajantes. Sin embargo, las estimulaciones pueden provocar malestar cuando ya no funciona la compensación. Entonces se destruye el equilibrio físico y anímico y pueden aparecer con más frecuencia enfermedades u ocurrir accidentes. Por ello, los trabajos de turno son una situación crítica para el individuo y la sociedad. Cuando la interacción endógena entre activo y pasivo, el ciclo fluido de trabajo y de descanso se altera en los ritmos más importantes, se puede producir una situación crítica que no sólo afecta al individuo. ¡El trabajador agotado ya supone un peligro cuando conduce! Cuando se producen accidentes aéreos o en las centrales nucleares se habla siempre del cansancio humano y material. El insomnio o la falta de sueño a lo largo de mucho tiempo es una señal de advertencia.

Las contracciones musculares señalizan el nivel del exceso de calor. Con la falta de equilibrio se acumulan las siguientes señales: cabeza alterada o roja, frente caliente, ojos ardientes o mirada fija, respiración jadeante o ardiente, boca seca, lengua intranquila, la sensación de llevar una máscara en la cara, apretar continuamente los dientes, nuca dura, hombros tensos, esternón inmóvil, pared abdominal dura, convulsión de la pelvis y glúteo duro, músculos entumecidos, así como convulsión ligera de los dedos de las manos y de los pies. La arritmia, la respiración agitada, la sensación de que te falta aire o ardores de estómago son señales claras de alarma. Es entonces cuando es necesario aplicar las técnicas de relajación de Ayurveda. La parte débil, es decir, la parte lunar, se ha de fortalecer.

Un dicho antiguo manifiesta que «el no hacer nada» en el momento oportuno puede llegar a ser de importancia vital y muy fructífero. Además también se ha demostrado científicamente.

El código luna-sol es la clave para el descubrimiento de nuevas oportunidades personales y sociales. Es cierto que cada individuo tiene oportunidades de acción limitadas, pero muchas veces las subestima. Todos somos capaces de desarrollar nuestro «sistema de refrigeración», de fortalecer la parte lunar y de evitar así los excesos de calor provocados por el exterior. Las señales de equilibrio en las contracciones musculares son diferentes. Desde la cabeza hasta la respiración se trata de «señales frías», partiendo del corazón son «señales calientes». Somos «homeotermos», por ello se exterioriza la relajación en las extremidades a través de un calor agradable, que se puede diferenciar muy bien del exceso de calor. Si nuestras manos y pies están constantemente fríos, puede deberse a que se tiene la tensión baja o a una contracción en los vasos sanguíneos. Una sensación profunda y tranquila en los pulmones y en el corazón difunde desde allí una sensación agradable. El calor fluye en el estómago y en la pelvis. Partiendo del tronco este calor fluente se reparte por los brazos y las piernas, los pies y las manos. De manera que las señales óptimas son el calor en el tronco y en las extremidades y el frío en la cabeza. Especialmente las sensaciones en las mucosas indican con señales muy sensibles la proporción de «influencias solares y lunares». En un estado equilibrado predominan siempre las características lunares en las mucosas. Son ligeramente húmedas, frías y totalmente relajadas.

He aquí de nuevo las dieciocho contracciones musculares y su relación con las señales solares y lunares:

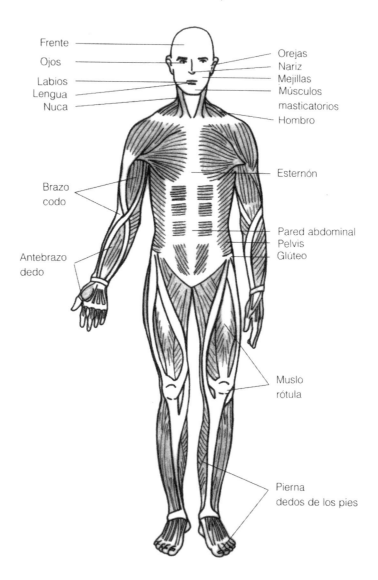

Frente

Ojos

Labios
Lengua
Nuca

Orejas
Nariz
Mejillas
Músculos
masticatorios
Hombro

Esternón

Brazo
codo

Pared abdominal
Pelvis
Glúteo

Antebrazo
dedo

Muslo
rótula

Pierna
dedos de los pies

Contracciones musculares	Señales lunares	Señales solares
Frente/cejas	Frío/suave	Caliente/duro
Músculos de los ojos	Relajado	Contraído
Orejas	Suelto	Tenso
Ventanas de la nariz	Suave	Duro como una piedra
Musculatura de la mandíbula	Sonriente	Sensación de llevar una máscara
Labios	Tierno	Rostro forzado
Lengua	Flojo	Inquieto
Músculos masticatorios	Relajado	Agresivo
Nuca	Elástico	Duro
Zona de los hombros	Ancho	Estrecho
Tórax/esternón	Abierto	Introvertido
Pared abdominal	Flexible	Duro
Pelvis/sacro	Articulado	Poco articulado
Glúteos	Fuerte	Rostro forzado
Dedos/antebrazos	Sin contracción	Con contracción
Codos/brazos	Ancho	Estrecho
Dedos de los pies/pierna	Sin contracción	Con contracción
Rodilla/muslo	Suave	Duro

6
Reflejos básicos de Ayurveda

El Ayurveda parte de tres principios básicos necesarios para la vida, de forma que también nuestros reflejos básicos se contraen y se destensan: contamos con reflejos y contracciones de defensa, reflejos y contracciones de repulsión, y reflejos y contracciones de fricción. Nuestras contracciones musculares señalan en qué estado general nos encontramos. A título ilustrativo, les presento unos breves ejemplos de ello:

6.1 Contracciones de defensa y resistencia (Kapha)

Cuando un objeto se acerca a nosotros muy velozmente y no podemos desviarlo, las contracciones de los músculos del antebrazo/dedos y las de la rodilla/muslo reaccionan de tal manera que la cabeza y el tronco no coinciden para accionar esas funciones vitales. Para encajar el golpe de inmediato, necesitamos mucha sangre fría, se nos endurece la piel. Este principio se llama *Kapha* en Ayurveda, el principio vital de la sustancia. Cuando se nos pone la piel dura podemos soportar muchas cosas, guardamos la serenidad; la expresión «¡paciencia y barajar!» nos dice mucho en este sentido. Harán falta muchas sustancias y reservas internas para recomponer el desgaste interno en diversos procesos celulares. Pero también se hace patente ese desgaste en otros aspectos: por un lado, una buena fuerza o absorción digestiva (Pitta) requiere hacer uso de todos los «desechos» internos, para de esta forma no indigestarse. Por otro lado también se necesita una cierta movilidad y agilidad de las contracciones musculares para que las personas no queden demasiado encajadas en la misma posición, como si fueran árboles cubiertos de lluvia ácida.

6.2 Contracciones de repulsión y flexibilidad (Vayu)

Cuando un peligro acecha, normalmente la persona intenta escaparse si es que tiene tiempo para ello. Esta evasión del peligro es posible cuando contamos con la suficiente flexibilidad y agilidad. Este principio vital se llama *Vayu*: el viento, el aire. Apana-Vayu es el nombre del principio vital de soltarse, relajarse. Tal como ya se ha mencionado en anteriores capítulos, esto no se refiere exclusivamente a una relajación o soltura externa; se refiere también a una relajación interna; entregarse, abandonar viejas costumbres y lazos es igualmente necesario. Las tablas vistas hasta ahora sobre las diversas posibilidades de actividad se dan por este motivo, y cobran sentido cuando vivimos ágiles como el viento. No nos detendremos demasiado tiempo con nuestros propios problemas, el proceso de evadirse, ahuyentar o soltarse se activa. Cuando esto ocurre no sobrerreaccionamos, aprovechamos la oportunidad para enfriarnos, calmarnos. El ser humano está constituido en su mayoría de agua, y son los procesos acuosos (Kapha) los que nos «humedecen». Los ejercicios que se presentan en este libro tienen como objetivo que, con el transcurso del tiempo, desarrollemos una cierta sensibilidad hacia estos actos de profunda relajación o distensión. Aunque, por otro lado, nuestros movimientos también necesitan muy a menudo una cierta estabilidad y confianza para adaptarse. En ese sentido juega un papel importante el disponer de suficiente tiempo libre («parte lunar»), seguir una buena alimentación y realizar ejercicios reposados para ir adquiriendo una cierta adaptabilidad y resistencia (ver «toma de conciencia de las articulaciones»). Cuando se provoca demasiado movimiento a menudo se pierde el calor interno, la sensación de tener los pies y las manos frías pueden ser una señal de ello.

Si éste fuera el caso es importante lograr un calor interpersonal, como por ejemplo apoyarse, buscar el calor en otra persona. Quizás es también señal de que deberíamos escuchar a las personas que nos rodean cuando éstas lo solicitan, en vez de estar siempre tan ocupados. Nuestras contracciones musculares en la cabeza anticipan que tenemos demasiadas inquietudes.

6.3 Contracciones de fricción y defensa (Pitta)

Cuando ya no nos queda más alternativa y queremos cambiar de posición, de ángulo, dar un nuevo giro a las cosas, normalmente luchamos. Todas las personas tienen reflejos primarios, y por supuesto ya no vivimos en la edad de piedra. Pasamos mucho tiempo luchando con palabras, y esa facultad la deberíamos controlar más y no recurrir a la violencia. Se trata de «Pitta», el fuego de la vida, que nos calienta en exceso hasta hacernos «candentes». Cuando suenan todas las doce señales frías de alarma, se recomienda la máxima prudencia. Me refiero sobre todo a las contracciones musculares en la cabeza, el tórax y la zona del vientre, que son las que nos indican cuándo nos sentimos turbados con nuestra existencia. Las contracciones musculares externas tienen de este modo su correspondencia con nuestros movimientos internos (Vayu). Un ejemplo extremo de ello sería por ejemplo las cargas psicológicas que soportamos en relación a nuestra respiración, la circulación de la sangre o nuestra digestión. Nuestra respiración se precipita, nuestro corazón palpita y golpea, o se sufren molestias en el estómago o los intestinos. La reciprocidad entre nuestro comportamiento externo y nuestra vida interior cuenta con muchos niveles y facetas, tal como se describe en el capítulo 5.

7

Series de ejercicios no deportivos

Todos los ejercicios de este libro pueden variar de múltiples maneras según las necesidades propias de cada uno. Se diferencian de la clásica actividad deportiva en que no cuenta tanto el rendimiento externo como ejercitar correctamente la sensibilidad que corresponde a cada situación vital. La dosificación individual del tiempo de cada postura (externa e interna) es por tanto decisiva. Además, tal como dijo una vez Churchill, «nada de deporte». Como regla de oro:

1 Todas las actividades que impliquen un movimiento rápido fomentan la parte solar. Entran dentro de este grupo todos los ejercicios que se realizan de pie y en los que hay que efectuar algún tipo de fuerza o concentración. Activan una posición de la cabeza erguida y una respiración rápida. Cuando la respiración se aprecia más en el lado derecho de la nariz, se adquiere actividad.

2 Los movimientos lentos estimulan la parte lunar. Son todos los ejercicios que se realizan sentados o tumbados, con la cabeza mirando hacia abajo y los ojos cerrados. La respiración lenta y profunda tranquiliza. Cuando se aprecia más la respiración en el lado izquierdo, se adquiere pasividad.

Como ya verá en los ejercicios siguientes, hay que decidir hacia qué dirección se realiza el ejercicio, de pasividad a actividad o a la inversa. Con el tiempo podrá variar su ejecución, según su imaginación. Por ejemplo, resulta de mucha utilidad realizar los ejercicios de pie del capítulo 4 (por ejemplo del 1-4 o del 5-8) sucesivamente varias veces. Tampoco tenga la vista puesta en el reloj. Cuando tiene suficiente tiempo y se encuentra en un lugar y estado de reposo y silencio, pruebe a intercambiar a modo de ejemplo los ejercicios sentado con otro tipo distinto de relajación, y se dará cuenta de la relatividad del tiempo.

Serie de ejercicios 1: «Buenos días»

Movimiento

Tumbarse, sentarse, estar de pie, caminar.

Realización

Cuando aprenda a despertarse sin sobresaltos, podrá realizar unos ejercicios que le permitirán pasar del sueño a la vigilia de una forma más sosegada y hermosa. Merece la pena ponerse el despertador quince minutos antes y tener tiempo para realizar una serie de estiramientos que nos harán abandonar el sueño. A menudo nos acordamos de nuestros sueños justo después de despertarnos. Cuando estamos ocupados o agitados, estos recuerdos desaparecen inmediatamente. Pero con una serie placentera de estiramientos y giros (véase también capítulo 4, «Ejercicios tumbado») podrá salir de forma sosegada de la cama y tumbarse en el suelo o una alfombra. En primer lugar los ejercicios deben realizarse sentado, lentamente y sin grandes esfuerzos. Poco a poco va aumentando el ritmo de su realización (véase capítulo 4, «Ejercicios sentado»), se incrementa la contracción de los tendones y se activa la cabeza.

Sirve para ponerla derecha, y de repente «se nos abre un nuevo día frente a nosotros». Se puede intercambiar también una serie larga o rápida de ejercicios de pie –según la necesidad–, de forma que se perciba una sensación de viveza y frescura. Para acabar esta serie de ejercicios, se recomienda dar un paseo por la casa, o mejor al aire libre.

Observaciones

Con el tiempo se desarrolla una percepción clara del paso entre el sueño y la vigilia. Tumbarse, sentarse, estar de pie y caminar constituyen también para los órganos internos varias actividades diferenciadas: cuando estos movimientos son fluidos, no hay problema. El paso brusco del sueño a la vigilia supone a menudo una descarga innecesaria y brusca de energía, y nos asusta internamente: los comienzos repentinos no son sanos.

Resultado final

Se logra una verdadera calma interior, con un ritmo fluido de la respiración. El sistema circulatorio y el metabolismo se fortalecen con el cambio del tiempo.

Serie de ejercicios 2: «Meditación de tarde»

Movimiento

Caminar, estar de pie, sentarse, tumbarse.

Realización

En lo que concierne a los distintos ritmos internos, puede invertir la realización de los ejercicios que efectúe por la mañana; además, no sólo en lo relativo a su posición, sino también en lo que concierne a su velocidad e intensidad. Cuando por la mañana logra «ponerse en marcha» paulatinamente y los ejercicios de la tarde le permiten «desconectar» mejor, se consigue un equilibrio. Pruebe también a añadir ejercicios de pie ligeros y breves, o simplemente esté en silencio y en un estado un tanto contemplativo. Los ejercicios sentado se pueden prolongar más tiempo, pero sólo con suaves estiramientos y la cabeza mirando hacia abajo. No haga fuerza en los dedos, siéntese tranquilo y cuando le apetezca, túmbese en el suelo.

Observaciones

La actividad se trasladará del exterior hacia el interior. Cuando cese de estar acostado, deje llevar sus pensamientos al ritmo de su respiración, de este modo nos relajamos internamente.

Resultado final

Deje que el día transcurra tranquilo, a su ritmo, como si fuera una película. Si ocurre algo bueno, se alegra; si es algo malo, mañana quizá será mejor. Tiene la tarde libre, quizá siente una satisfacción interna por esa relación tan particular y ocasional con la vida.

Serie de ejercicios 3: «Respiración meditativa»

Realización

Antes de llevar a cabo este ejercicio, realice y experimente los ejercicios respiratorios del capítulo 4. Sentado o tumbado, trate de notar primero la respiración y luego a medida que transcurre el tiempo hágase consciente de sus pensamientos. Espere hasta que el flujo de la respiración y los pensamientos se haya asentado y equilibrado. Observe la relación entre las pausas de la respiración y el intervalo de los pensamientos. Entre la inspiración y la espiración y entre la espiración y la inspiración siempre hay un pequeño espacio de unos segundos, que a menudo no se llega a percibir. Cuando haya equilibrado y sosegado la respiración, el flujo de los pensamientos será más lento, difuso, pero eso es bueno para una relajación profunda. En cierto momento los pensamientos también se sosegarán, y muy especialmente se logrará una percepción más clara de las pausas de respiración y pensamientos. Haga más honda su respiración, más lenta y sin forzar. Después de una inspiración profunda se tiene la sensación de una gran plenitud, al cabo de unos segundos vuelve de nuevo la necesidad de espirar. Tras esa espiración plena, queda una gran sensación de vacío, la respiración y los pensamientos desaparecen y vuelven de nuevo al cabo de unos breves segundos. Cuando usted se regala estos breves intervalos entre las pausas de la respiración y los pensamientos, se dilata subjetivamente el tiempo. La sensación de seguridad y optimismo en la inspiración, y de relajación y soltura en la espiración, refuerzan esta sensación.

Serie de ejercicios 4: «Técnica de superposición»

Este concepto procede del mundo del cine. En lo que se refiere al sonido, para poder ofrecer mayor fluidez de una escena a otra, la voz se mezcla con la música o a la inversa, la música se mezcla con la voz, para acentuar una u otra. Con las imágenes ocurre algo parecido, muchas escenas no acaban con un corte brusco, sino que se difuminan y fluyen hacia la siguiente escena.

En nuestra técnica de superposición no es importante a qué intensidad vemos las escenas o a qué volumen las escuchamos. El cambio fluido de los pensamientos a la respiración, de la imagen al sonido, es lo que nos aleja de los pensamientos meditativos.

Realización

Sentado o tumbado, primero observe su respiración con los ojos cerrados, durante bastante tiempo. Esto no es del todo fácil. Al cabo de poco tiempo se encontrará con sus pensamientos en un lugar distinto. Esto es bueno para el propósito de este ejercicio. Perciba y registre sus pensamientos, quizá son ya imágenes o escenas que desaparecen pronto de su mente. Observe y vuelva la atención, sin forzar, a la respiración. Resulta un cambio agradable. Se presta atención durante unos breves instantes a la respiración, luego se dirige a los pensamientos, y luego a las imágenes y sonidos. ¿Quizás hay un sonido interno, una melodía que recuerda, o ruidos externos, hacia los cuales se dirige su atención? No importa. Con algunos ejercicios la técnica de la superposición no resulta fácil. Acabar con una espiración; registre qué sentimientos se le cruzan en la inspiración y cuáles en la espiración. La relajación se hará poco a poco más profunda, la emisión del aire será más fría y lenta. Observe el silencio detalladamente. Cuando haya comprobado en qué lugar se encuentra, se puede empezar a superponer: los pensamientos relevan a la respiración, las imágenes a los pensamientos, los sonidos exteriores o interiores relevan a las imágenes y la respiración a los sonidos. Los «primeros planos» y «segundos planos» se intercambian durante el transcurso de nuestra respiración. Nuestra vida entera es como una película. Vuelva la atención a la respiración para acabar, y ponga fin al ejercicio con una breve serie de estiramientos revitalizantes.

8
Ejercicios de descarga y relajación para personas sedentarias

Estimados lectores: he trabajado muchos años en una oficina y también como conductor, lo que me ha convertido en una persona muy sedentaria. La práctica violenta de algunos deportes han cargado aún más mi cuerpo, y como resultado de ello tengo una desviación en la columna vertebral. El haber pasado tantas horas sentado desarrollando mi actividad profesional ha hecho inevitable que mi espalda prácticamente se desplomara. Los pequeños músculos de la columna ya no se pueden enderezar, y los primarios se han endurecido en exceso. El estrés hace que las personas no presten atención a su postura, y con esto ya hay de sobra. Ejercitar el movimiento, con yoga y ejercicios para la espalda, me ha ayudado.

A lo largo de los años me he ido dando cuenta de que la toma de conciencia de las distintas contracciones musculares mediante la adecuada combinación de ejercicios individualizados (capítulo 3) y otros seleccionados para este libro (capítulo 4), junto con otros ejercicios ideados para personas sedentarias, resultan de mucha utilidad. Se requiere tan sólo un poco de práctica y tiempo hasta lograr un programa de entrenamiento personalizado, pero merece la pena porque los dolores de espalda.y hombros se logran atacar muy pronto.

8.1 Consejos que deben tenerse en cuenta cuando se trabaja con ordenadores

Cada vez más personas trabajan frente a un ordenador, razón por la cual me atrevo a dar unos consejos. Trabajar sentado frente a un ordenador carga especialmente las zonas del cuello, los hombros y la espalda.

En comparación con otras actividades que se realizan sentado, existen otros factores de carga, sobre todo para los ojos. Por ejemplo, la colocación de la pantalla paralelamente a una ventana es desfavorable. El deslumbramiento directo a través de las fuentes de luz y el indirecto por otras fuentes del ambiente de trabajo deben evitarse. Es posible que también haya una iluminación insuficiente o excesiva en el espacio de trabajo, así como colores agresivos. Además también suele pasar que otros aparatos eléctricos o de alta fidelidad hagan temblar la pantalla, a una frecuencia de vibración de 100 hertzios. Estos aparatos permiten una atmósfera o imágenes agradables en el ordenador, aunque los ojos se cansan a una frecuencia superior de imagen de 50 hertzios. Esto es lo que han descubierto recientemente unos científicos de la universidad escocesa de Dundee. Como terapeuta, yo recomiendo pantallas de blanco y negro: los caracteres oscuros y fondos blancos, y además un filtro para la pantalla. Estas pantallas absorben el polvo de la corriente estática que emiten y reducen la radiación. Los siguientes consejos ya los conocen: vigile que los contrastes sean correctos y no bruscos. Con la luz del día, este contraste puede variar en un cincuenta por ciento. La diferencia entre mayúsculas y minúsculas no debe exceder de cinco milímetros. El armazón de la pantalla, el teclado y la mesa de trabajo se recomienda que sean de tonos mates. La percepción de las imágenes no debe estar muy lejos de nuestro campo visual ni del rostro, y la iluminación debe ser natural, así como su distribución en el ambiente. Si la pantalla forma un ángulo de 90 grados con la ventana, y el límite superior de la pantalla sobrepasa la altura de las cejas, va a resultar un alivio a la vista si la distancia entre pantalla y rostro es de 55 a 70 centímetros. Nadie debería estar más de cuatro o cinco horas seguidas frente a un ordenador, según exigen los sindicatos. Todos estos factores se refieren a las condiciones externas. Quien además aprende a relajarse y destensar las distintas contracciones musculares, cuenta con más ventajas. Los leves movimientos de cabeza, hombros y en la columna vertebral y en la zona de la pelvis resultan de mucha utilidad. Mientras trabaja en el ordenador puede ir registrando las distintas tensiones o dolores que note estando sentado, y con los diferentes ejercicios podrá ir destensando los puntos innecesariamente tensos. Durante las pausas en el trabajo, levántese de la silla y realice ejercicios que descarguen la columna vertebral, como por ejemplo moverse hacia adelante y atrás, así como relajar los hombros. También es importante, mientras trabaja, prestar atención a la respiración. Debido a la posición de «desplome» general, la inspiración quedará frenada en el estómago o el tórax, y esto supone un esfuerzo innecesario. (Quien desea ver incrementada su creatividad a la hora de escribir, conoce las ventajas de hacer más descansos y corregir la postura, sobre todo cuando la imaginación ya no fluye.)

8.2 Ejercicios para personas sedentarias

Desde hace algunos años tango el honor de impartir clases de ejercicios físicos en el DGB (Federación Alemana de Sindicatos) en Munich, durante los descansos del mediodía. En los ejercicios de prueba para este libro conté con la gran ventaja de poder combinar los distintos ejercicios con otros pensados a nivel particular, además de poder comentar la efectividad de esos ejercicios individuales con cada uno de los trabajadores. Desde aquí deseo darles a todos las gracias por su ayuda.

8.2.1 Piernas/pared abdominal

Primero un ejercicio para activar la circulación.

Realización

Siéntese erguido, relaje los hombros, la parte superior de los brazos y el rostro. Tómese su tiempo y respire hondo y con tranquilidad, observando la inspiración y la espiración. Luego combine el movimiento de las piernas con la respiración: en la inspiración eleve los pies; en la espiración bájelos, no de forma brusca sino rítmica.

Observaciones

Después de unos cuantos ejercicios, es posible que la pelvis haya resbalado un poco del asiento, y que el tronco haya quedado un tanto inclinado, y que por ese motivo haya abusado

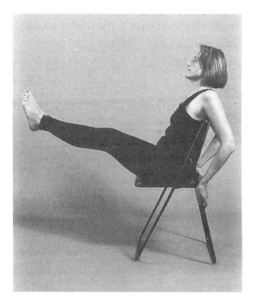

más de la cuenta de los músculos del abdomen.

Resultado final

Por medio del movimiento de las piernas y los músculos de la pared abdominal se riega los vasos sanguíneos, y se activa la circulación. Si la respiración es profunda, se tiene una sensación de optimismo interior.

8.2.2 Girar el tronco

Realización

Siéntese en una silla cómoda, de forma que la mano izquierda repose sin tensión sobre el muslo. Respire hondo y tranquilamente. Al cabo de un tiempo, y mientras se espira, gire el tronco hacia la izquierda, mientras que la mano derecha se sujeta en el lado izquierdo del respaldo de la silla y apoya el movimiento. Se relaja con la espiración, se gira de nuevo hacia el centro. Repetir el ejercicio hacia el otro lado.

Observaciones

Si presta suficientemente atención, verá que el tronco se va lentamente relajando. Los giros son cada vez más amplios, hasta alcanzar la cara interior de las vértebras lumbares. Se abusa un poco de los pequeños músculos de la columna, pero eso los fortalece, así como también a toda la columna.

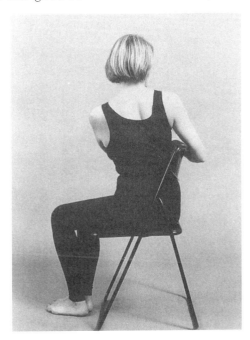

Resultado final

Al cabo de un tiempo, puede hacer un poco más enérgico el giro con la mano. La espalda se descarga y se aligera.

Atención

Actuar sin demasiada fuerza, no se debe girar con un ímpetu excesivo, ya que no se trata de ningún tratamiento terapéutico.

8.2.3 Balancear la columna vertebral

Realización

Sentarse y colocar las manos extendidas sobre la mesa de trabajo. Mueva el tronco suavemente hacia adelante y atrás. Reduzca el ritmo de la respiración. Al inspirar el esternón va hacia adelante, y con la espiración hacia atrás. La cabeza se mueve sin tensión. Al inspirar la cabeza se lleva hacia arriba, al espirar se baja.

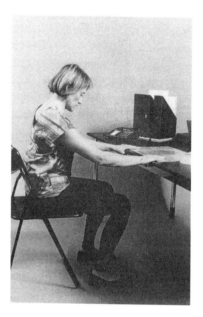 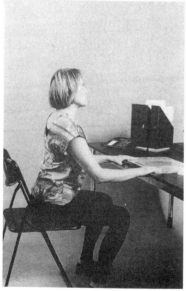

Observaciones

Vigile que, mientras ejecuta el ejercicio, el esternón se mueva de forma marcada, es decir, que el tronco quede erecto pero que la columna se balancee hacia adelante y atrás. Con la práctica, se logra sentir una sensación muy especial en la columna. Toda la espalda se calienta, se ensancha, por así decirlo, y se vuelve más elástica. El movimiento debe ajustarse a la respiración, no a la inversa.

Resultado final

Con la práctica regular de este ejercicio parecerá que «sale solo», la respiración fluye a voluntad y sin trabas.

Variación

Puede también sentarse de espaldas y apoyarse en el respaldo de la silla.

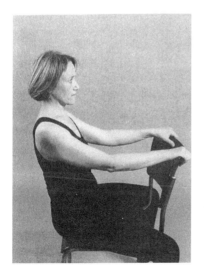
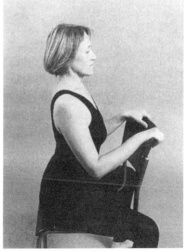

8.2.4 Manos arriba

Realización

Siéntese cómodo con las manos juntas, las palmas se deben tocar y los dedos deben estar ligeramente entrecruzados. Inspire con las manos arriba y por encima de la cabeza. Espire con las manos abajo. Amolde tranquilamente el movimiento al ritmo de la respiración. Procure no subir los hombros, ni contraerlos.

Observaciones

Poco a poco el ritmo de la respiración y el movimiento del esternón irán a la par: inspirar, esternón hacia adelante; espirar, esternón hacia atrás.

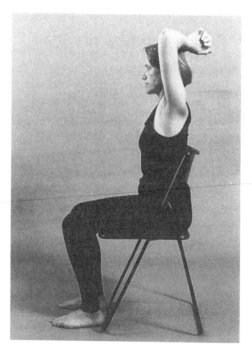

Resultado final

Con el tiempo llega a haber un mayor movimiento en todo el tórax. Los cartílagos de las costillas ganan movilidad, y los músculos entre las costillas se fortalecen. Por eso a la larga la respiración también se hace más profunda.

Atención

No haga fuerza ni
apriete en la zona de
los hombros o en el
rostro.

Variación

Al levantar las ma-
nos, las palmas pue-
den girarse también
hacia arriba.

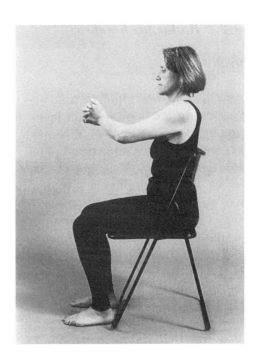

8.2.5
Giro de codos

Realización

Siéntese y pose las manos sobre el borde de escritorio. Los pulgares apoyados suavemente sobre él. Con los hombros bien relajados y sueltos, gire los codos hacia adentro y hacia afuera. Vigile que la distancia sea adecuada, ya que los brazos se cargan enseguida.

Observaciones

Al principio el movimiento resulta un poco desbaratado y fati-
goso, pero con un poco de práctica se tendrá una sensación
más integrada.

Resultado final

Queda una ligera sensación de relajación en los brazos y en la
zona de los hombros.

8.2.6 Rodar los hombros

Realización

Sentado o de pie, empiece primero con leves movimientos rotatorios de los hombros, tan leves como pueda. Luego vaya ampliando lentamente el movimiento rotatorio, de forma que le invada una sensación de amplitud. Puede añadirle a esto varios movimientos de los brazos como si estuviera nadando, en estilos de espalda, braza o mariposa (con el estilo mariposa hay que sincronizar el movimiento de ambos brazos). Cuando sienta que el movimiento adquiere verdaderamente su propia amplitud y velocidad, se percibe una agradable y cálida sensación en toda la zona de los hombros. Trate de superar un poco el límite de carga personal de sus hombros, de manera que eso se transmita a sus dolores o molestias en los músculos y en las articulaciones. Obsérvese durante este proceso.

8.2.7 Estiramiento de la espalda

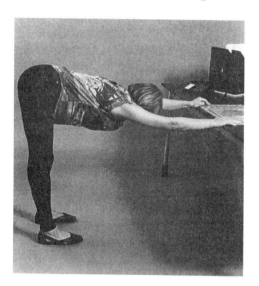

Realización

Estirar el cuerpo y los brazos apoyándolos en el escritorio, hay que doblarse sin forzar hacia adelante y con las manos ligeramente apoyadas en la mesa. Si sufriera dolor de espalda, espere hasta que note que ésta se descarga un poco.

Atención

La tensión en los brazos o en la zona de los hombros no debe ser muy fuerte. No se sujete con los dedos, sino que debe apoyar las palmas sobre el escritorio.

Observaciones

Si el ejercicio se realiza durante un buen rato, quedará la sensación de que los tendones y los músculos de la columna vertebral se han alargado.

Resultado final

Desde las manos a las piernas, con la espalda mirando hacia abajo, se tendrá una sensación agradable; es posible que escuche un suave «crac» en algún lugar de la columna vertebral, lo que quiere decir que ha desaparecido una tensión.

8.2.8 Estirar la espalda sentado

Realización

Si descansa primero y luego va moviendo ligeramente la columna vertebral hacia adelante y atrás, la espalda se tonificará. Al cabo de un tiempo puede intentar combinar el movimiento de las vér-

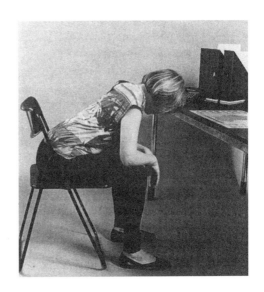

tebras lumbares de la columna hacia abajo con una inclinación de la pelvis.

Observaciones

Si este movimiento logra combinarlo bien y al final se queda quieto unos minutos, se percibe una agradable sensación de estiramiento y relajación en la espalda.

8.2.9 Sentarse firmemente

Realización

Siéntese de espalda de cara al respaldo de una silla. Apóyese ligeramente en el respaldo manteniendo una posición firme. Los

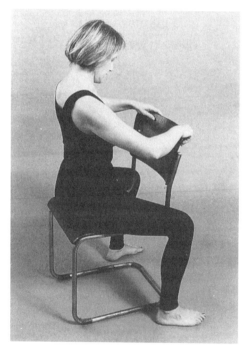

pies tienen que tocar el suelo, cerca de las patas de la silla. Siéntese así un rato, sin efectuar ningún tipo de presión o fuerza. Es importante que la zona de los hombros, la parte superior del cuello y el rostro estén completamente relajados. La pelvis debe también quedar en una posición firme, todo ello le va a dar la sensación de que está sentado pasivamente en un taburete. (Véase capítulo 3.)

Observaciones

Cuando ya domina la parte básica de este ejercicio, puede agachar la cabeza e inspirar muy profundamente hasta el esternón. Es todo un arte y alivio lograr una ligera y agradable tensión en los brazos y piernas; los codos se llevan un poco hacia afuera, mediante una leve tensión en el glúteo se eleva ligeramente el tronco.

Resultado final

Si la postura general es buena, se percibe una agradable sensación de firmeza, y la respiración se vuelve ostensible y clara.

8.2.10 Apostarse sobre una mesa

Poco a poco la vida sedentaria nos cuesta muy cara, especialmente en lo que nos afecta a los brazos, hombros y cabeza así

como también para las piernas y la zona de la pelvis. Los siguientes ejercicios requieren una cierta sincronización de todo el cuerpo.

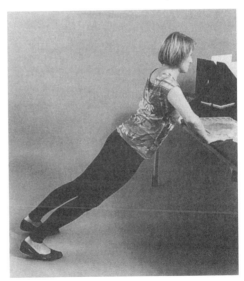

Realización

De pie y a un metro de distancia del escritorio, apóyese con las manos, cómodamente en la mesa. Los talones no deben tocar el suelo, lo que produce una continuada, ligera y vivificante tensión. Flexione lentamente los codos hacia afuera, de forma similar a lo que se hacía en los ejercicios tumbados en el suelo. Durante la inspiración se flexionan los codos, durante la espiración se extienden. Tenga en cuenta la relajación de cuello y cara.

Observaciones

Es importante que en el movimiento hacia adelante no tenga los hombros levantados. Hay que inspirar hondo.

Antes o después de estos ejercicios, puede realizar sentado algunos ejercicios tranquilos de respiración. ¡Léase primero el capítulo 4 sobre la respiración!

Las personas que hayan realizado entrenamientos autógenos, pueden combinar los ejercicios sentados y de respiración, y adaptarlos mejor a sus zonas problemáticas.

Ejemplo de la posición de cochero

Inspiración – Zona de los hombros.
Espiración – Fluye muy ligera.

Ejemplo de sentarse derecho en una silla

Inspirar – Con confianza.
Espirar – Con distensión.

Después, a un nivel superior, puede desarrollar diversas variaciones en los ejercicios según su imaginación.

9
Programa antiestrés

Los programas efectivos contra el estrés sólo son posibles si se hacen a medida. Cada vez más médicos y terapeutas son más reacios a aconsejar tratamientos generalizados; un programa individualizado podrá abordar adecuadamente todos los aspectos vitales necesarios. Tal como se describe en el capítulo 5, el paso de tomar en consideración las necesidades específicas propias y no tanto las ajenas, nos puede abrir nuevos horizontes. Un libro es sólo una herramienta de aprendizaje, y en éste hay muchos aspectos que no he podido abordar por falta de espacio. Un buen asesoramiento especializado y llevar a cabo el proceso de aprendizaje en grupo son elementos indispensables.

9.1 Ejercitar las articulaciones

El estrés nos provoca descontento y angustia, la persona se siente turbada en su interior. La vida sedentaria tiene a la larga la desventaja de que la persona no puede desahogar las inquietudes y tensiones corporales. Muchas personas cometen el error de practicar varios deportes en su tiempo libre, pero sin asimilarlos o entenderlos, lo cual aún genera más estrés. Por ejemplo, no se presta atención a la elasticidad de las articulaciones, y eso se manifiesta normalmente cuando las notamos tensas o calientes.

Es pues importante en ese sentido que trate de realizar ejercicios y movimientos suaves, por ejemplo con las diversas combinaciones de movimiento en las articulaciones. (Para más detalles sobre estos ejercicios véanse los capítulos 3 y 4.) Empiece primero con leves movimientos en los dedos. Cuando se realizan correctamente, notará un cosquilleo en los dedos, y a partir de ahí puede empezar a introducir ejercicios más completos: extender con un poco de fuerza los dedos y cerrar el puño, en series sucesivas de unas diez a veinte veces. Después habrá que ejercitar las articulaciones de las manos, como por ejemplo mientras extiende las manos y al mismo tiempo mueve, dibujando círculos, el codo, el hombro, la pelvis y la rodilla. Luego puede «nadar» un poco, es decir, hacer movimientos con los brazos como si nadara en estilos de braza, espalda o mariposa. Para acabar, siéntese tranquilo un par de minutos e interiorícese. ¿Se siente mejor?

El movimiento de las articulaciones, si se realiza correctamente, tiene efectos favorables en todo el cuerpo, tal como ya señaló el siguiente artículo de periódico:

«Wildor Hollman, del Instituto de medicina deportiva y vascular de Colonia, afirma en su artículo de la revista médica especializada Ärztliche Praxis, *que ejercitar el movimiento de los dedos influye muy positivamente en el resto del cuerpo y el estado de ánimo. El movimiento de los dedos incrementa el flujo sanguíneo en un setenta por ciento de la masa encefálica y además, no sólo refuerza y mejora la memoria sino también hace aumentar nuestra esperanza de vida.»*

Süddeutsche Zeitung 28/4/94, pág. 11

9.2 El arte de conducir relajado

Los movimientos relajados y pausados resultan indispensables si se conduce durante mucho tiempo. En este sentido le podrán resultar de utilidad los ejercicios de pie del capítulo 4, aunque también influirá en gran medida la capacidad propia de cada uno de soltarse internamente. (Los consejos siguientes no son para quien acaba de conseguir el carnet de conducir; uno debe acostumbrarse a conducir atento.)

Observe mientras conduce sus contracciones musculares (sobre todo la de los dedos, nuca y esternón) y vaya corrigiendo su postura a la vez que toma aire. Esto tonifica y evita que nos durmamos. Mientras espira murmure algo pero sin alterarse. No empiece a hablar mal de alguien en voz alta a 130 km/h, pues es muy peligroso. Si conducimos deprisa, es seguro que nos agarramos innecesariamente, nos contraemos, en algún lugar: en la cabeza, el tórax o en la pared abdominal.

Emita un sonido no muy alto pero profundo y grave en cada toma de aire, por ejemplo «ooohhhmmmm». Puede susurrar este sonido con la boca cerrada o mover la mandíbula y emitir sonidos consonánticos seguidos de vocales («lalala», «bahbahbah», etc.). Hay que hacerlo sin presionar, muy naturalmente y sin exagerar. La respiración correcta y los sonidos adecuados y agradables tienen efectos curativos. Léase de nuevo la sección sobre respiración en el capítulo 4.

9.3 Meditación en el tren

Es conocida la anécdota de que Einstein calculó la gloriosa teoría de la relatividad en el tranvía. ¿Cómo es posible? Dejó espacio a sus pensamientos para que éstos circularan libremente. Cuando viaje en tren o autobús trate, en la medida de lo posible, de ser consciente de todo lo que le pasa por la cabeza. Concéntrese después en el exterior, en el paisaje que observe por la ventana, y poco después vuelva de nuevo a sus pensamientos. Contemple el paisaje tanto tiempo como quiera, hasta que se le acaben los pensamientos. Si prolonga los intervalos entre pensamientos, notará que el ejercicio tiene un efecto muy relajante.

9.4 Viaje de relax

Túmbese sobre una manta en una habitación cálida y silenciosa. Cierre los ojos e imagínese lo siguiente: está tumbado sobre el césped en un cálido día de verano. Siente cómo su cuerpo absorbe el calor y los músculos se destensan. Primero nota cómo se expanden los músculos de las piernas, de las manos, la espalda, la zona de los hombros y por último los de la cara, como si estuvieran suspendidos. En cada inspiración va acumulando calor, y con cada espiración se refuerza la sensación de soltura y relajación. Todo es ligero, placentero y fluye. Siente el flujo de su respiración y su pulso. La vida entera es un fluir. Los pensamientos parecen nadar, las imágenes agradables y los sonidos casi imperceptibles van y vienen como si fueran una ola; igual ocurre con la respiración, va y viene como si formara ondas. Quédese un buen rato así, verá que este estado es como un regalo.

Para volver al estado anterior no-meditativo, visualice la escena opuesta: tiene la sensación de que de repente desciende agua o se evapora. Poco a poco se va apareciendo un contorno definido; se va formando un cuerpo concreto y la percepción de unos sentidos. Vaya notando sus distintos componentes, los huesos y los músculos. Algunos pensamientos le harán despertarse de ese estado. Realizar unos leves movimientos de los dedos de las manos para irse desperezando y estirando.

9.5 Viaje en el tiempo

Siéntese o túmbese cómodamente en un lugar tranquilo y observe su respiración. Al cabo de un rato verá que la respiración se vuelve muy ligera y es reposada y equilibrada. El punto de partida de nuestro viaje es ahora, nuestra época actual. Deje que sus pensamientos fluyan tranquilamente por su mente, y obsérvelos un poco. ¿Esos pensamientos se remontan al pasado o se proyectan hacia el futuro? ¿Prevalecen en su vida los pensamientos del pasado, del futuro o del presente? ¿Qué significa para usted la vida? Observe ahora de nuevo su respiración; la inspiración nos da seguridad y confianza, la espiración nos deja relajados, distendidos. Ahora ya puede «viajar» a discreción en el pasado o el futuro. Recuerde sus impresiones durante un rato y luego vuelva de inmediato al punto de partida, a la respiración en el momento actual. Dése el tiempo suficiente para acabar el ejercicio.

9.6 Ejercicio de percepción

La forma en la que percibimos nuestro entorno determina nuestra postura y nuestras actitudes. Esto, dicho así, puede parecer confuso. Pruebe, por ejemplo, lo que ocurre si se sienta en una silla cómoda y observa un rato sus sentidos, su percepción. ¿Qué sentido domina en ese momento? La vista, el oído, el olfato, el gusto, el tacto ¿o cualquier otra sensación? Observe ahora esta sensación más de cerca. Puede comprobar que el sentido, la percepción concreta se mezcla con los pensamientos. El hombre puede proyectar sus pensamientos hacia el pasado o hacia el futuro, pero el ahora, este preciso momento no lo puede pensar. Concéntrese ahora en sus respectivos sentidos, percepciones. Puede afinar más la vista, puede escuchar un ruido a lo lejos. Igualmente, esa leve sensación indescriptible que siente puede centrarla en un punto, o extenderla como si fuera un objeto plano.

Siempre que se concentra en una sensación, se encuentra en el presente. Puede hacerlo momentáneamente por la percepción de nuestros sentidos, al igual que también puede «viajar» con su pensamiento hacia el pasado o el presente. ¡El punto de partida ya es el pasado!

Las personas que piensan mucho, es decir, que se concentran mucho en actividades lingüísticas o matemáticas, pierden relativamente la percepción. El estrés por una actividad mental excesiva tiene sus claros inconvenientes y puede suponernos una carga anímica, psicológica y espiritual importante. (En otro orden de cosas, razón de más para no pasar mucho tiempo sentado frente a un ordenador; por encima de nuestra vista, en nuestro cerebro, circulan muchas impresiones.)

10
Epílogo

En este último capítulo me gustaría resumir una vez más los contenidos más importantes del libro, así como resaltar otros aspectos del Ayurveda.

La antigua medicina india se llama Ayurveda, porque en el centro se encuentra el *ayus*. Éste une los principios vitales contradictorios, como por ejemplo el sol y la luna en la naturaleza o la actividad y pasividad en las personas. Las carencias y necesidades vitales internas se rigen por ese flujo externo y flexible sol-luna. Responde a las necesidades armónicas de las personas, a resaltar la unión, aunque lo contrario, el aislamiento, la separación y la decadencia, también son parte de la vida. Ayus es la unión de los principios vitales contradictorios (Pitta, Vayu, Kapha), continuamente amenazados. Las dieciocho contracciones musculares presentan este cambio de tensión y relajación externamente y repercuten internamente. Nuestros reflejos primarios manifiestan los cambios de sujetar –tensar– y relajar, no sólo cuando estamos despiertos, sino también cuando nos encontramos entre el estado de vigilia y el sueño. En este estado se hallan nuestros sueños nocturnos y diurnos. El cambio rítmico de la actividad como trabajo creativo a la pasividad como descanso creativo funciona a largo plazo sólo hasta un límite, y siempre que nosotros nos «recarguemos las pilas» durante ese estado entre la vigilia y el sueño.

La relajación Ayurveda abarca la toma de conciencia no sólo de aspectos corporales de difícil percepción, sino también de las tensiones internas que accionamos en nuestros sueños. Mediante esa toma de conciencia, nuestras contracciones musculares pueden provocar durante el sueño un alivio de cualquier tensión existente, como por ejemplo en el caso del estrés o la angustia.

Un sueño que tuve resultó muy aclarador en este sentido:

Estaba en el bosque y empecé a pasar por un pequeño puente hecho de tablas de madera. De pronto el puente se parte por la mitad, me caigo y sólo puedo agarrarme con los dedos a unas tablas que cuelgan. Me asusto cuando miro abajo, la inmensa profundidad que me separa de un riachuelo que corre bajo mis pies. ¿Qué debo hacer? Además, luego me doy cuenta de que las tablas se balancean como papel en el viento. Estoy desesperado. Pero en ese momento todo se aclara, me doy cuenta de que sueño y que por lo tanto me puedo soltar. Suelto la tabla y caigo, desciendo a una velocidad enorme, y en esa intensa sensación de caída me libero también internamente. Observo, como en una película, cómo me doy el golpazo. Luego, de repente, me encuentro en un bosque comiendo setas; hablo con las setas; el ambiente es amigable y los colores son luminosos. Luego me despierto perfectamente a salvo y dichoso.

El predominio de la parte de la luna es una fuerte señal agravante y a menudo necesaria.

El Ayurveda es un sistema global y abarca no sólo la medicina con todos sus aspectos básicos importantes, sino también un sistema especial de diagnóstico y tratamiento. Global significa que aquel que trabaja con Ayurveda no sólo se preocupa de la enfermedad, sino de todos los distintos aspectos de su génesis.

El restablecimiento de la salud mediante hierbas medicinales, masajes, terapias de movimiento, baños y hasta con el arte de elaborar platos sabrosos, tiene un papel destacado dentro del Ayurveda. Cuando queremos ser más conscientes de nuestra relación con la vida, notamos prematuramente algún aspecto defectuoso, y podemos a menudo dar un giro a tiempo en nuestra personalidad. Los cuadros que se presentan en el libro, a menudo podrán ser insuficientes por ese motivo. Cada persona tiene su propio límite de carga máximo, que debido a los movimientos veloces y ardientes de nuestra sociedad, sobrepasa con frecuencia. «La enfermedad de la civilización» se dice. Esto se pone de manifiesto en muchos aspectos, como en la causa principal del aumento de costes en la sanidad pública. Una política social que se orientara hacia una

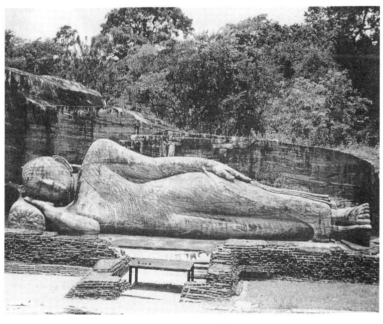

Muerte de Buda *en Gal Vihara, Sri Lanka*
Fotografía: Perry Schmidt Lenkel

prevención de las enfermedades podría aliviar estas cargas sustancialmente.

Ayurveda, la medicina antigua india, se ha ido asentando definitivamente en Europa durante los últimos diez años. Los métodos científicos, como por ejemplo los electrocardiogramas y la cronobiología, han servido para desmitificar la imagen exótica/medieval de esta antigua ciencia. Quizás el año que viene se pueda fundamentar científicamente con pruebas aún más sólidas. Allí donde estén las palabras del profesor Lobo, los buenos deseos y pensamientos no quedan desnudos. Recuerde, esto se aplica a todos: «desvestidos de títulos y funciones de la sociedad».

Índice